U0188214

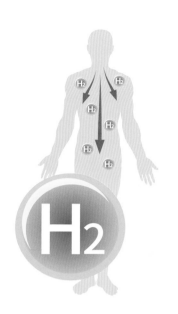

神奇的氢聊：临床实录

MIRACULOUS THERAPY

主　编　骆肖群　赵　超

副主编　杭晶卿　刘春风　刘天舒　[日]李小康　王久存

编　委（按姓氏拼音为序）

陈圣安　陈姿桦　樊　莹　费照亮　葛　新　龚　岚　顾　晋　顾瑜蓉

金　宏　金美玲　李　昕　李咏梅　刘　娟　刘庆梅　马　快　曲　伸

沈飞雁　苏　励　汤　葳　汪慧菁　王　坚　王　亮　王　骁　王海英

王兰庭　熊　浩　叶红英　杨凡萍　张文宏　张锋英　朱沁媛　朱竹菁

上海科学技术出版社

图书在版编目（CIP）数据

神奇的氢聊 ： 临床实录 / 骆肖群，赵超主编. --
上海 ： 上海科学技术出版社，2020.6（2020.10 重印）
　ISBN 978-7-5478-4884-5

　Ⅰ. ①神… Ⅱ. ①骆… ②赵… Ⅲ. ①氢－分子－医
用化学－研究 Ⅳ. ①R313

中国版本图书馆CIP数据核字（2020）第054881号

神奇的氢聊：临床实录

主编　骆肖群　赵　超

上海世纪出版（集团）有限公司
上海 科 学 技 术 出 版 社 　出版、发行
（上海钦州南路71号　邮政编码200235　www.sstp.cn）
上海雅昌艺术印刷有限公司印刷
开本 787×1092　1/16　印张 9
字数：153千字
2020年6月第1版　2020年10月第4次印刷
ISBN 978 - 7 - 5478 - 4884 - 5/R · 2065
定价：65.00 元

本书如有缺页、错装或坏损等严重质量问题，
请向工厂联系调换

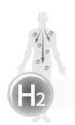

内容提要

　　本书由闻玉梅院士作序推荐,首先介绍了氢气的生物学及理化特性、国内外氢医学的发展现状,接着是来自不同学科的 40 位临床医学专家分享氢疗在多种疾病和亚健康人群中的典型治疗案例和他们对氢疗的观察分析、前景展望等。4 位患者也受邀介绍了氢疗的体验。

　　氢医学是近年来渐受关注的新兴学科,在临床治疗领域具有较大潜力。本书可助力广大氢医学临床工作者、氢医学研究者开展研究使用,也适合对氢疗感兴趣的患者和亚健康人群阅读参考。

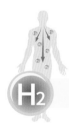

序

　　人们在衣、食、住、行等问题基本解决以后，健康成为普遍的需求。随着社会的转型，医学已从单纯医疗跨入到大健康的领域。"健康中国"是国家提出的重要方针，涉及方方面面。

　　健康，意味着机体与精神两者均需要健康。要实现这一目标并非易事，不仅需要国家的政策与社会治理的引领来普及有关健康生活的知识教育以提高个人健康意识，同时也需要科技人员调整研究方向，以及医护人员的积极投身与参与。

　　在已有传统医药与现代医学发展的基础上，替代医学、辅助医学或经验医学的发展也从不同角度随之发展。本书介绍了"氢分子"及"氢气体"在医学中的作用，并对其辅助治疗疾病做了初步探讨。为了使更多的受众及感兴趣的医务工作者了解，本书基础研究部分阐述的比较浅显；临床部分则为真实的实践观察性研究，尚处于起步阶段，需要更加细致的临床设计和更多的研究来支撑。

　　鉴于"氢分子"及"氢气体"对健康与疾病的效用研究历史不长，使用较方便，成本不高，国际研发范围还有一定空间，作为试图将这一领域引入大健康事业的先行者，两位主编带领团队编写了这本科普读物。希望今后通过更精准的全面设计，投入资源重点做好基础研究；在临床研究中要以皮肤病以及其他疾病为起点，避免泛泛选择研究对象，设立客观检测指标及标准；在基础与临床研究中细心观察，方可有所创新。希望以更严谨求实的研究来丰富"氢分子"及"氢气体"的理论与临床实践，为大健康服务！

闻玉梅

中国工程院院士

复旦大学上海医学院教授

2020 年 2 月

前　言

科学有两只手，一只是科学研究，另一只则是科普。它们又如同一驾马车上的两个车轮，相互依存和推动，共同促进人类文明进步。在面对新生事物到来之际，科学研究和科学普及两者密切配合，可以推进更广泛的认知，提升和发挥科学的最大价值。本书就是在这样的原则下应运而生的。

随着科学发展，产生不同的细分学科。不同的学科之间却不是孤立的，需要互相的启发、借鉴、协作、共生，达到共赢。哈佛大学物理学家庄小威发明的随机光学重建显微镜极大促进了生命科学的发展；诺贝尔奖得主、加州大学化学家钱永健发明和改良的GFP荧光标记技术极大促进了细胞学的发展。这些跨界者为医学研究带来了新气象，为推进医学进步做出了巨大的贡献。医学的发展需要来自各个领域、不同的人一起努力。同样，作为新生事物，氢分子医学也需要得到社会的关注，更需要跨领域的专家进行协作。这也是我们写书的初衷。

医学是一门科学，是技术，也是人文，它在探究生命的未知奥秘，寻求治病救人的策略和方法。它寻找疾病的根源，提高人群的生活质量。面对疾病与健康的关系，医学工作者既要做好疾病预防，又要治疗疾病，既治病又治人。在治疗的过程中，既要关注患者得到的医学获益，又要关注治疗的安全问题。在研究过程中所采用的研究方法，既有严格的循证医学研究，又有真实世界的研究。而在医学进步的过程中，既有医生的参与，又离不开患者的配合。在矛盾的对立统一中，我们共同促进医学的发展。同样，面对新生事物，我们既要继承传统，又要敞开胸怀，大胆拥抱。对于氢医学，我们又为何不敢拥抱呢？

同其他任何一个领域一样，医学也是一门发展的学科，我们要用发展的眼光来看待它。认识世界、认识医学是需要一个过程的。在开始的阶段，我们允许它的不完美。也正是这种不完美，成就了医学之魅。现在的氢医学又何尝不是那个将要绽放却还不完美的花苞？

记得上海医学院老校歌里这样唱道："人生意义，何在乎？为人群服务。服务价值，何在乎？为人群灭除病苦。"在医学的求索之路上，我们始终不敢忘却医者的使命，那就是为人群服务、为人群灭除病苦。在这过程中，我们会选择尝试各种可能让患者受益的手段和策略。哪怕有一线的希望,医生也愿意花百倍的努力去探索,去尝试。所以,面对新生的事物,我们始终持有一种开放的态度。对待氢分子医学,我们同样抱有这样的态度。这也是为什么我们的各位专家在各自领域有所建树的时候,仍然愿意付出自己的精力为患者谋求福祉而努力探求更安全有效的解决方案。一群有理想、有梦想、不忘初心的医生,在氢分子医学的探索中,大胆尝试着,不计名利,不计个人得失,"正谊明道",心中唯有患者的安危,心系患者的幸福。医务工作者们用自己对氢医学的临床观察、基础研究、文献积累,结合自己的思考,完成了本书,展示了氢医学带来的疗效,阐述了氢分子作用的机制,表达了自己对氢医学的理解和未来的展望。我们的患者则积极响应,现身说法,希望通过自己的体验帮助更多病友了解氢医学。

撰写此书之时,我们心怀感恩之心,感恩有这样一群敢于探索的同行,一群同样敢于尝试的可爱患者;感恩大自然的恩赐,为我们打开一扇通往成功之门。通过这扇门走进去,我们发现前途一片光明,景色美丽动人!

骆肖群　赵　超

2020 年 2 月

说明:

本书中提及的氢水泡浴、氢水浴、富氢水浴、富氢水泡浴、氢分子温热水疗、氢水疗法等,均指高浓度富氢水温热浴:氢浓度为 1.0～1.6 ppm;氧化还原电位为 -600～-550 mV,由上海依泉健康科技有限公司提供。

书中提及的富氢水外敷、富氢水饮用或口含均采用饮用氢水;氢浓度 1.6 ppm;氧化还原电位为 -600～-550 mV,pH 为 7.5±0.3,由上海怡氢泉食品有限公司授权无锡怡氢泉食品有限公司提供。

书中采用的吸入氢气,由日本 MIZ 株式会社 Hydrogen Gas Inhaler 制取,吸入氢气的浓度为 5%～7.8%。

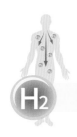

目　录

一、神奇的氢疗 ……………………………………………………001

　1. 氢医学的前世今生 …………………………………………001

　2. 氢疗的科学基础 ……………………………………………003

　3. 氢疗在日本的研究进展 ……………………………………007

　4. 氢疗在我国的研究进展 ……………………………………014

二、氢疗临床实录 …………………………………………………021

　1. 难治性银屑病 ………………………………………………021

　2. 重度特应性皮炎 ……………………………………………026

　3. 顽固性副银屑病 ……………………………………………027

　4. 皮肤 T 细胞淋巴瘤（蕈样肉芽肿）………………………028

　5. 急性痘疮样苔藓样糠疹 ……………………………………031

　6. 荨麻疹性血管炎 ……………………………………………032

　7. 青斑性血管炎 ………………………………………………033

　8. 皮肤感染性溃疡 ……………………………………………034

　9. 白塞病 ………………………………………………………037

　10. 系统性硬化症 ……………………………………………038

　11. 黄褐斑 ……………………………………………………039

　12. 强直性脊柱炎 ……………………………………………040

　13. 非酒精性脂肪肝 …………………………………………042

　14. 糖尿病 ……………………………………………………044

　15. 脑梗死神经功能缺损及卒中后抑郁 ……………………046

　16. 帕金森病抑郁 ……………………………………………049

17. 结缔组织病相关间质性肺疾病 051

18. 慢性气道疾病 052

19. 过敏性鼻炎 054

20. 口腔黏膜白斑 056

21. 口腔扁平苔藓 057

22. 乳腺癌术后合并皮肌炎及淋巴水肿 058

23. 肿瘤患者生活质量改善 059

24. 角膜损伤 061

25. 艾滋病 062

26. 白癜风 063

27. 抗疲劳及加速运动后恢复 064

28. 顽固性口腔溃疡 066

29. 便秘和肠道菌群调节 068

30. 抗氧化及延缓衰老 070

三、医学专家谈氢疗 072

1. 李小康：泱泱氢流，厚积薄发 072

2. 骆肖群：氢疗是皮肤病治疗领域的新亮点 073

3. 刘春风：治疗难治性神经系统疾病，见证氢医学的潜力 076

4. 曲伸：氢疗是自由基"清道夫" 078

5. 苏励：风湿不胜愁，氢水或可托 079

6. 顾晋：富氢水在肿瘤发病前到治疗后的应用 080

7. 王久存：新型医用小分子——氢分子 082

8. 刘天舒：氢是大自然的控癌代码 083

9. 赵超：从"不务正业"到无心插柳的氢医学之旅 086

10. 杭晶卿：氢疗有望成为呼吸系统疾病治疗手段之一 087

11. 王海英：氢不"轻" 089

12. 王亮：氢疗在脑血管意外中的应用 092

13. 顾瑜蓉：氢疗治愈过敏性鼻炎，有偶然也有必然 094

14. 李昕：愿氢医学造福女性患者 097

15. 叶红英：当糖尿病遇上氢医学 098

16. 汤葳：浅谈氢疗在呼吸科的应用 099

17. 樊莹：我的识氢之旅——口、眼疾患防治 100

18. 张文宏：氢疗与免疫平衡的重建 ·· 102

19. 汪慧菁：氢疗与延缓衰老 ··· 104

20. 金美玲：氢疗是呼吸系统疾病防治的另一扇大门 ·········· 105

21. 沈飞雁：医学传播人看氢的保健作用 ····························· 106

四、患者眼中的氢疗 ··· 108

　1. 生命的尝试 ·· 108

　2. 富氢水改善了我的口腔顽疾 ·· 110

　3. 与氢相伴 ·· 111

　4. 生命再续，永存于心 ·· 111

结语 ··· 113

附录：书稿中插图 ··· 114

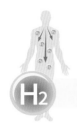

一、神奇的氢疗

H₂ 1. 氢医学的前世今生

早在18世纪,人们已经发现了氢气(H₂)的存在。氢气是自然界分子量最小的气体,它无色无味,氢分子是由两个氢原子通过共价键紧密连接而形成的分子。这些特征决定了氢气的理化特征:低密度、极强的渗透性、快速的扩散速度以及常温下稳定的化学性质。虽然氢气具有还原性,在一定条件下可与氧发生反应,但在哺乳动物体内,由于温度和浓度的条件限制,两者之间无法反应,因此长期以来人们始终把氢气作为生理性惰性气体。在这种理念下,有人将氢气运用到潜水医学领域并进行了长期的研究,这也使得它的"人体安全性"拥有了充足的证据。

两处泉水的故事

氢的故事,可以从法国卢尔德泉水、德国诺尔登瑙矿坑泉水的传说说起。

卢尔德是法国西南部著名的天主教朝圣之地,该地之所以闻名,源自卢尔德的泉水。当地也流传卢尔德泉水治愈瘫痪患者的诸多传说,曾有多名因脑血管疾病导致瘫痪的患者痊愈的故事。2009年电影《卢尔德》就是以此为历史背景,展现了一位多发性硬化病患者到卢尔德后康复的故事。

德国诺尔登瑙是一个位于德国西北部城市杜塞尔多夫东边的小村庄。村子里有一处废弃的矿坑,泉水就产自其中。早在1986年,该泉水被报道可以改善白血病患儿的症状,在大众媒体上引起关注。从1992年开始,人们蜂拥而至。根据当地的一份报告,截至2003年,全球各地来此参观体验的人数超过200万人,涉及的病种包括:骨关节疾病、糖尿病等代谢疾病、心血管疾病、呼吸系统疾病、口腔及眼耳鼻咽喉科疾病(如白内障、听力障碍等)、肿瘤性疾病、皮肤疾病、神经系统疾病(如偏头痛、癫痫、失眠等)、胆囊及胃肠道疾病和肾脏疾病等。在报告的病例中,泉水不论内服外敷,同样疗效较好。例如,有些因常年卧床而罹患难治性压疮的患者,用氢水擦洗一段时间后压疮能得到较好治疗。1998

年,日本的《探明真相》纪实频道小队与日本的科学家共同造访了这个"神奇之泉",并将采访和研究的内容剪辑成专题片,在日本朝日电视台播放,由此诺尔登瑙矿坑泉水更为有名。

日本的电解水

彼时,日本已经开展了"电解水"的研究。所谓电解水,是指用离子膜隔开电槽的阴阳两极,电流通过时,在阴极处还原水形成氢气分子,同时因为富含氢氧根而呈碱性;而在阳极处通过氧化水形成氧气和酸性的氢离子。前者即为至今仍然耳熟能详的"碱性离子水",当时有部分研究发现这种电解水具有一定的抗氧化的生理学作用,几经市场商业宣传后在日本成为了一种健康潮流。但是由于缺乏足够的临床和实验室研究证据,许多学者对电解水的治疗作用提出了质疑和否定,而模棱两可的研究数据也导致了电解水"尴尬"的医学地位。

就在有关"电解水"的研究处于进退两难之际,德国诺尔登瑙矿坑泉水的故事引起了有关学者的注意。日本著名的电解水专家到诺尔登瑙进行探访,发现水中含有非常丰富的氢气,他认为诺尔登瑙泉水的神奇之处源于水中含有的氢气。更为巧合的是,卢尔德的泉水同样被检测出富含氢气,并且是目前含氢气浓度最高的天然矿泉水。资料显示,这两处泉水的疗效只在当地才具备,研究者用塑料瓶汲取泉水带回日本,再用氢气感应器测量后发现检测值为零。这就解开了谜题,因为没有对氢气密闭的容器,导致水中的氢气消失,其疗效也就失去踪影。此后,在早前"电解水"研究的基础上,研究者使用自制的电解富氢水进行医学试验,并以德国诺尔登瑙矿坑泉水为对照,发现这些水都可以减少细胞的氧化毒性损伤;但在高压灭菌后,这些水的保护作用均会消失。这些研究结果提示,原先认为的"电解水"生理学效应可能是因为水中含有的氢气所致。至此,"电解水"产业迎来大突破,人们纷纷将关注的重点集中到了氢气的身上。

氢医学获得发展

此后,氢医学的研究从日本发起,如火如荼地发展至全世界。从天然的诺尔登瑙矿坑泉水,到发展成熟的电解富氢水,以及随后而来的吸氢机、富氢生理盐水等,各种富含氢气的干预手段层出不穷。

2007年,日本科学家太田成男(Ohsawa)在《自然·医学》(Nature Medicine)中报道了氢气对脑血管疾病的保护作用,发现动物吸入浓度为2%的氢气可显著改善脑缺血带来的脑损伤。这一轰动性的研究结果奠定了氢医学继续发展的里程碑。

随着研究的深入,氢分子被证实具有选择性抗氧化(清除有害自由基而不影响正常氧化-还原反应)、免疫调节、抗炎症、抗凋亡和抗肿瘤等生物学作用。据统计,在氢分子医学领域研究相关论文已达1 200余篇,涉及的疾病种类高达300余种,包括神经系统、心血管系统、内分泌代谢系统、呼吸系统、消化系统、骨关节肌肉系统和妇产科、口腔及耳鼻咽喉科、皮肤科、感染科、肿瘤科等疾病领域，以及诸如移植、延缓衰老、失眠、肠道菌群失调等亚健康和生理问题。

古语云"道法自然"，氢医学的起源正是从大自然的馈赠中获得的灵感，从过去默默无闻的生理性惰性气体，几经忽略和淹没，终于转身成为如今大有可为的治疗手段，正印证了"大道至简"的魅力。

虽然并不属于新生事物，但有关氢疗的研究目前仍然处于起步阶段。细数氢医学发展的前世今生，也是为未来汲取教训、总结经验提供参考。另外，需要指出的是，科学的真实性需要严谨的科学研究来进行论证，这虽是目前氢医学发展中的瓶颈，同时也是机遇。"水滴石穿，非一日之功"，氢医学蕴含的蓬勃能量，有待人们进一步挖掘。

（朱沁媛／骆肖群　复旦大学附属华山医院皮肤科）

H₂ 2. 氢疗的科学基础

我们常说的氢分子，是由两个氢原子通过共价键结合成稳定的气体分子。在常温常态下，氢分子就是这样以一种无色无味的气体形式存在，看不见，摸不着。

它给我们主要的印象是什么呢？恐怕是偶尔在街头可以遇到的小贩们用来卖给小朋友的五颜六色的所谓氢气球（当然很多里面不是氢气），抑或是电视里翱翔蓝天的氢气球。这二者有共同特征就是被一个密闭的容器包裹起来——这体现了氢分子的一个特点，容易扩散。另一个特性就是密度小，小于空气的密度。

除此以外，我们对氢气的认识还有其可燃烧，并释放大量热量。这个认识可来自运载火箭和氢能源汽车：腾空而起的火箭，喷射出淡蓝色火焰和白色巨大水雾；氢气燃烧后推动汽车向前飞驰，并排放出水。通过这些常识，我们知道氢气具有还原性，在强氧化剂的作用下，产生大量的热量，而氢气与氧化剂作用后的产物为氢的氧化物，如与氧气或者氧离子作用产生水分子，这就是我们电视画面里见到的火箭点火发射时在尾部喷出的大量白色水汽。

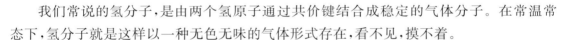

氢分子的生理作用特性

人们对氢分子的不同生理作用的观察越来越多，于是科学家们便搞懂了氢分子为什么会发挥这些作用，这些作用有什么规律，其背后的机制是什么。概括起来，氢分子发挥生理作用的特点有以下几点。

（1）稳定性决定了氢气的安全性：氢气虽然可以燃烧，具有还原性，但是氢气已经被证明为生理性惰性气体，即它不像氧自由基或者一氧化碳等分子那样可以很容易与机体内生理活性分子相互作用。氢分子需要发挥作用的前提是作用分子具有高度活跃性，这个过程可能还需要特定酶来促进其发生，这一切决定了氢气的安全性。

（2）易扩散性：小个头的氢气分子运动起来非常灵活，可以迅速自由扩散。另外，氢分子不具有极性，容易穿过脂质双分子层，后者是细胞膜和很多细胞器的外围结构。灵活的身手，使得氢分子具有别的物质无法比拟的"穿墙"（细胞膜性结构）技能。当然，氢气也借助这个能力在体内迅速扩散到任何部位；同时，氢分子也可迅速向体外散发出去，而不至于长时间滞留体内。

（3）潜在适度的还原性：说到还原性，我们自然很容易想到很多生物活性物质，如维生素 C、多酚类等，它们被人类钟爱、深入研究，有些已经被开发成药物和其他产品。然而氢气与之不同在于，虽然氢气具有还原性，但其发挥还原作用往往需要特殊的外界条件，并且还原能力也相对适度。因此，氢气不易扰乱体内正常的生理性氧化还原反应。

（4）产物的安全性：氢气在体内反应的产物为氢的氧化物，而其中最重要、最稳定的就是水分子，安全无害。此外，氢气发生反应过程温和，产生水分子稳定，不再具有强活性，反应即刻终止，不再进一步产生次级代谢产物（不像有些还原性物质的产物仍具有很高活性，容易产生系列级联反应）。因此，这使得氢气的反应产物安全无害。

简言之，我们大致可以用"温和、还原、安全、易投递"来总结氢气发挥作用的特点。这些特点使得我们在利用氢气进行研究时，可以规避潜在的安全风险。并且，我们利用多种细胞模型、动物模型（斑马鱼和小鼠）进行毒性实验，都支持了这样的结论。在能获取的较高浓度（大于 1 ppm）的富氢水处理这些模型时，细胞形态和功能指标均无损伤性改变。

体内氢分子的生理来源

从来源角度看，机体有内源性氢分子和外源性氢分子。

（1）内源性氢分子：含量较低，可能来源于体内的有机物被还原产生。体内的氢，多数以 +1 价的形式与碳、氧等元素形成有机化合物，如要转变成氢分子，需要被还原，即得到别的分子提供的电子。氧化呼吸链等过程可以产生电子的传递，但是体内存在大量更容易得到电子的分子，如氧及氧合化合物，而氢原子得到电子的能力较弱，因此较难被还原成氢分子，目前并无充分证据证明人体内组织会产生可观的内源性的氢气。

然而，肠道菌群提供了另一个可能：氢气可由一些细菌代谢产生，并被人体肠壁吸收进入体内。从人体肠道分离出的细菌已经证明了这种存在的可能性。因此，肠道来源的氢气可作为一种内源性氢分子而存在。这项研究最早始于人们对肛门排出气体（俗称屁）成分的好奇而进行的研究。20 世纪中叶，人们已经搞清楚这些气体成分包括氢气、二氧化碳、氧气、氮气、甲烷等，并且与食物有一定关系。人体每天可产生约 150 mL 的氢气，其中以盲肠处为最多，氢气可迅速扩散到全身。随着细菌学的研究进展，特别是 1944 年成功建立的厌氧菌培养技术，以及近来菌群的研究手段的飞跃，越来越多的人体肠道细菌被成功分离和培养，并对其代谢产物进行研究。因此，越来越多的产氢气细菌被鉴定出来，如来自梭菌属（*Clostridium sp.*）的多个不同菌株。人们对它们的特性和产氢条件进行分析研究，未来这些产氢的细菌是否可以被归类为有益菌，并且被人们利用，值得期待。

（2）外源性氢分子：则是通过不同途径给予，比如喝富氢水、输注氢饱和的生理盐水、呼吸高浓度氢气、经皮肤吸收氢等。不同给药途径选择的氢气浓度不同，吸入浓度为 $3\%\sim4\%$ 的氢气被证明是安全的；在液体注射和饮用时，则往往受制于氢气的溶解性，一般选择饱和处理。虽然氢气很容易扩散，但这些不同的给药途径，产生的靶器官氢浓度不同，产生的效应也不同，需要我们在研究和利用时加以考虑。科学家们利用专门的电化学方法，可以精确测定出不同给药途径中氢分子在不同组织器官里的动态变化（类似于药物的代谢动力学），这也为研究氢分子的生理功能提供了必要的证据。

氢分子在生理和病理条件下的作用

既然体内可以存在氢气分子，那么它们有何作用呢？我们可以从两个方面来看，即在正常生理状态下的作用和在病理生理状态下的作用。前者，氢分子通过多种机制维持机体的平衡，保持细胞健康；而后者则根据具体病理类型发挥不同的作用，其主要机制在于与氧化活力较强的分子作用，下调相关信号通路及其下游分子活性，从而抑制多种病理损伤机制，如过强的炎性反应。此外，对于其他重要的细胞活动，如细胞周期调控，也有关于氢分子作用的研究报道，我们将在后面的具体疾病中提及。而氢分子对于机体正常的生理作用，以物质和能量代谢为例，从内外环境调控、细胞保护、免疫系统调节、神经系统及激素调节，以及对细胞基因的调控等方面来分别说明。

在生理状态下，我们机体会对自我进行精确的调控，在细胞内分子层面，这些调控一般依赖于具有生理活性的分子将信号传递，如我们常见的钙离子信号（通过细胞浆内钙离子的浓度改变而产生一系列信号）、cAMP（环磷腺苷，细胞内重要的第二信使，感受外界信号，调节细胞生理功能和能量代谢等）等。而这些过程中，多伴有氧化还原反应的产生、电子的转移，它们是我们生长、发育、细胞分化和增殖等正常的生命活动过程。外源性物质的介入往往会干扰这个过程。但我们的机体和细胞不是与外界隔绝的，它依赖于内外环境的变化而做出相应改变，比如，饮食后体内的营养物质浓度发生变化，机体需要调动不同细胞进行应对，如对糖的利用或储存，以维持血糖稳定和能量供给的平衡。有时候，我们会吃得多一点，能量过剩，肝脏和肌肉就把多余的单糖以糖原形式储存起来。这些生理性调控悄然无息地发生，保持我们的健康，不对机体产生损害。如果此时变化超过我们的机体调控能力，就可能会产生损害。在正常生理条件下，氢分子因为其温和的特性，不容易参与这些过程。反而当内在物质和能量代谢过度时，它可以消耗掉一部分过度产生的氧化活性物质，维持细胞生理稳定。氢气对摄食和能量的代谢调节作用已经被证实，饮用富氢水能显著改善 2 型糖尿病小鼠脂肪肝，而且长期饮用可明显控制脂肪和体重，降低血浆葡萄糖、胰岛素和甘油三酯水平。其作用机制可能是氢气促进了成纤维细胞生长因子 21（fibroblast growth factor 21，FGF21）的表达。

氢分子对多种细胞的保护作用被大量报道，这些细胞包括不可再生的终末分化细胞，也包括一些具有分裂能力的组织细胞，如神经元、心肌细胞、肝细胞、各类单核巨噬细胞等，其发挥作用的机制主要在于：①去除氧化呼吸链产生的过多自由基（如羟自由基）产生的直接损伤作用；②去除外源的高活性氧化物诱发的损伤作用，如亚硝酸盐；③通过调节内源性抗氧化通路，如核因子红细胞相关因子2（nuclear factor erythroid-related factor 2，Nrf2）等途径，增加内源性抗氧化物质，如上调超氧化物歧化酶（superoxide dismutase，SOD）、过氧化氢酶（catalase，CAT）、谷胱甘肽过氧化酶（glutathione peroxidase）等，以抑制氧化应激反应；④可促进 Bcl - 2 和 Bcl - xL 等抗凋亡因子的表达，抑制级联反应中caspase-3、caspase-8 和 caspase-12 等凋亡蛋白的表达，起到抵抗细胞凋亡的作用；⑤模拟 β_1 肾上腺受体激动剂作用，发挥细胞保护作用。当然，对于不同来源细胞的更多的保护性效应和相关机制也不断被人们发现和证明。

另一个典型的例子，与我们机体的免疫相关。我们知道免疫系统对机体内外潜在危害时刻进行监视和调节，这个过程免疫系统会对免疫细胞进行调控（如促进特异性免疫细胞增殖），后者则对效应细胞进行管理（如杀死被感染的细胞，促进衰老的细胞有序死亡）。这个过程需要细胞内外信号进行所谓生理调节，当免疫系统进行调控时，往往会使得这些信号过强或者过弱；此外，除了靶细胞外，周围细胞也可能会被波及——这个时候如果出现病理损害，就是我们常说的免疫病理损伤。这种病理损害没有达到一定程度时，不易被我们察觉，但已经发生。而氢分子会巧妙地参与到这种调节过程中。当免疫反应过强或影响周围正常细胞时，氢分子如同缓冲装置，平抑了这种危害，维持免疫细胞正常的生理作用。而免疫反应过弱或者不足时，氢分子则相对显得有些"惰性"，使得它不会干扰这个过程。实验证明，氢气分子可以通过多个途径调节免疫反应，包括抑制促炎因子和炎性因子，如 TNF - α、IL - 1β、IL - 6、IL - 12、CCL21 和 IFN - γ 等的表达。此外，氢分子对免疫细胞有保护作用，可抑制因细胞损伤引起的免疫功能低下，从而通过正反两方面平衡机体免疫状态。

在人体中，神经网络和激素调节与我们生命活动的诸多方面密切相关，这也是一个精密复杂的调控网络，在其中，诸如蛋白和 RNA 等大分子、离子和活性气体（NO、H_2S 等）等小分子、各类不同来源的神经递质（5 -羟色胺、γ -氨基丁酸等），都发挥着各自不同的重要作用。而下游的各类激素，更可以通过分泌、自分泌、旁分泌途径，直接调节我们机体靶器官的多种生理过程。研究发现，氢分子在这个过程中可通过多途径、多机制发挥调节作用，主要包括抑制神经系统 NOS 的合成，激活星形胶质细胞和小胶质细胞，激活视神经的 Muller 细胞，增加残存听毛细胞的数目，促进多种神经递质的合成和释放，上调代谢相关的激素水平等效应。这些观察性发现，对于探索氢分子在神经发育、神经退行性变、激素相关疾病中的作用提供了线索和证据，也为利用氢分子对这些疾病进行干预提供了理论依据。还有一点值得注意的是氢分子在发挥这些作用时，可以轻松透过血脑屏障到达中枢系统，这个优势也是其他药物无法比拟的。

此外，最近研究发现，氢分子可以直接或间接调节基因的表达，调节细胞重要的信号通路，如抑制细胞分裂、生长相关的 Wnt/β-catenin 信号通路的过度激活。机制在于：①氢分子可以调节基因表达的调控分子,如 NF-κB,这类核因子的进出核及它们与基因的结合,决定了对应的基因是否能被表达;②氢分子可以调控基因组 DNA 上的修饰和组蛋白的修饰(称之为表观调控),它可以长效地影响基因的转录;③氢分子还可以作用于线粒体,特别是在线粒体应激时,它可以去除过多的自由基,维持线粒体的膜稳定性,减弱由此导致的下游信号过度活化(称之为线粒体来源的信号活化)。

所以,在生理状态下,氢分子可以维持着机体细胞生理反应强度,调控内外环境引起的细胞信号过度"波动",使得这个过程温和可控。

我们在理解了氢分子的正常生理作用后,对于其在机体和细胞病理状态下的作用就比较容易理解。首先,氢分子可以清除超过生理阈值的过度反应。所谓"过犹不及",我们机体在生理性调节中,有时候因为调节过度往往导致病理性变化产生。原因在于机体产生活性较高或者数量过剩的生物分子(如各类氧自由基),并对机体产生明显的病理损害。如能量过剩导致的肥胖等代谢疾病,细胞增生过度导致肿瘤和纤维化等增生性疾病,免疫过度导致自身免疫及免疫病理损伤,细胞程序性死亡过度导致组织器官受损,持续炎症反应加速组织细胞衰老,等等。在这种状态下,氢分子可发挥其独到的优势,清除过度的活化物质,让生化反应限制于特定范畴内。此外,在疾病状态下,机体产生了一些特有的活性物质,这些物质可以是机体损伤后的产物(类似细胞产生的垃圾),也可能是为对抗内外环境改变而产生的活化物质,如炎性因子、杀伤性 T 细胞等。它们需要被尽快清除,或行使完功能后尽快回归正常。此时,氢分子可充分发挥其"抑制"作用,阻止危害过度化。至于氢分子在不同病理状态下的作用,将在以后各章节中具体探讨。

(赵　超　复旦大学教育部/卫生健康委/医科院医学分子病毒学重点实验室)

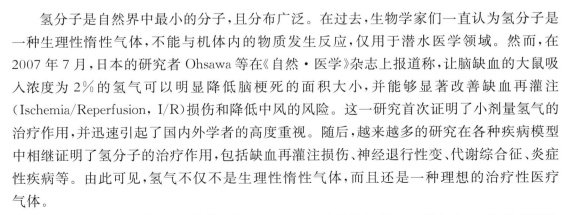 3. 氢疗在日本的研究进展

氢分子是自然界中最小的分子,且分布广泛。在过去,生物学家们一直认为氢分子是一种生理性惰性气体,不能与机体内的物质发生反应,仅用于潜水医学领域。然而,在2007 年 7 月,日本的研究者 Ohsawa 等在《自然·医学》杂志上报道称,让脑缺血的大鼠吸入浓度为 2% 的氢气可以明显降低脑梗死的面积大小,并能够显著改善缺血再灌注(Ischemia/Reperfusion,I/R)损伤和降低中风的风险。这一研究首次证明了小剂量氢气的治疗作用,并迅速引起了国内外学者的高度重视。随后,越来越多的研究在各种疾病模型中相继证明了氢分子的治疗作用,包括缺血再灌注损伤、神经退行性变、代谢综合征、炎症性疾病等。由此可见,氢气不仅不是生理性惰性气体,而且还是一种理想的治疗性医疗气体。

氧化应激是大多数疾病共同的病理基础,在以往的抗氧化实验研究中,生物学家们常常利用强还原剂如维生素 A、维生素 C、维生素 E、β 胡萝卜素和硒等,来对抗过量的氧化

剂或有毒性的活性氧，但研究并未证明上述抗氧化剂能有效治疗氧化应激所造成的疾病。究其原因，一方面是这些强还原剂没有选择性抗氧化作用，可能会将具有重要信号作用的活性氧清除，与自由基反应还会产生对人体不利的代谢产物，从而导致体内氧化还原状态失衡；另一方面是这些还原剂可能根本无法到达细胞中负责生产活性氧的线粒体附近。而氢分子作为一种高效的自由基清除剂，其在抗氧化方面呈现出十分明显的优势。首先，氢分子可以选择性地降低最具细胞毒性的活性氧（ROS）——羟基自由基（·OH）和过氧亚硝酸盐（ONOO⁻）的水平，并且不干扰代谢氧化还原反应以及参与细胞信号传递的自由基如过氧化氢等；其次，氢分子是电中性的，远远比氧分子小，相对于其他水溶性抗氧化剂来说，它能够更容易地穿过血脑屏障，渗透生物膜、细胞溶胶、线粒体，甚至在一定条件下能够转移到细胞核，从而起到保护细胞的作用。再者，氢分子本身结构简单，与自由基反应也不会产生对人体不利的代谢产物，例如与羟自由基反应生成水，多余的氢可通过呼吸排出体外，不会有任何残留。以上特性，决定了氢分子在生物医学领域拥有良好的研究前景，也由此开启了全新的研究领域——氢分子医学。

下面结合笔者课题组的研究情况，为大家介绍一下日本在氢分子医学方面的研究和进展。

氢分子最佳的给药方式、途径以及体内药代动力学

目前外源性氢分子的利用主要是通过吸入低浓度氢气、饮用富氢水（HSRW）、腹腔或静脉注射富氢生理盐水（HSRS）以及局部应用等多种途径来实现的，然而氢分子的体内动力学、药代动力学尚未明确，最佳的给药方式还有待进一步斟酌。外源性氢分子通过不同途径进入机体，在体内有怎样的代谢过程以及靶器官组织中的氢分子浓度会有怎样的变化等，这些问题的解决都对氢分子医学的发展至关重要。

笔者课题组首次采用高精度传感器气相色谱法精确测定了摄入外源性氢分子后，Wistar大鼠血液和各器官组织中氢分子的浓度。通过口服HSRW、腹腔及静脉注射HSRS以及吸入氢气等方式让大鼠摄入外源性氢分子，然后测定大鼠各器官组织中的氢分子浓度。我们发现，血液和器官组织中的氢分子浓度主要取决于HSRW/HSRS的给药剂量、氢气吸入量以及摄入氢分子后的时间。氢浓度在口服和腹腔注射后5分钟、静脉注射后1分钟达到峰值。吸入氢气后，在30分钟时氢浓度明显升高，此后保持不变。准确测定使用不同给药途径情况下大鼠血液和各器官组织中的氢分子浓度，对于利用氢分子进行各种新颖的医学治疗方法的应用具有重要意义，有助于氢分子在众多临床实践中的应用，并为临床医生选择合适的给氢途径以及开发新的临床治疗方法提供参考。

氢分子对疾病的预防和治疗作用

（1）缺血再灌注损伤与器官移植：大量的研究表明，氢分子具有抗氧化和抗细胞凋亡的作用，能够通过清除羟基自由基（·OH）和过氧亚硝酸盐根（ONOO⁻）来减轻缺血再灌

注引起的氧化损伤，在心、肝脏、肾、脑、肺、小肠等器官的缺血再灌注模型上，都证实了氢分子的作用，即可以通过减少缺血再灌注损伤而不改变血流动力学参数来减少器官的梗死体积以及保护由全身炎症引起的多器官损伤等。

另外，氢分子还能减轻移植供体在体外的氧化损伤。2012 年，笔者课题组在研究中发现，在同种肾移植大鼠模型中，富氢 UW 溶液（Hydrogen-Rich University of Wisconsin Solution，HRUW）可以在早期阶段，通过降低肾脏移植物的氧化应激、肾小管上皮细胞凋亡和间质巨噬细胞浸润发挥保护肾小管上皮细胞免受炎症和凋亡影响的作用，从而减轻肾移植缺血再灌注损伤、改善肾脏功能并延长受体存活率。

2014 年，日本庆应义塾大学的 Hayashida 等指出在冠状动脉血流重建之前吸入 2％氢气可以快速增加"心肌梗死高危区域"的氢气浓度，并在冠状动脉再通时减轻缺血/再灌注损伤。大多数抗氧化剂在再灌注开始前并不能及时到达梗死危险区域，然而吸入氢气不仅起效快，还能在不影响血压的情况下对抗急性氧化应激，即使在没有血流的情况下，氢气也可以通过快速扩散到达危险区域。Kentaro 等的研究使用了已建立的心脏异位移植模型，先将供体大鼠的心脏移植物储存在包含 Celsior 且氢气可渗透的塑料袋中，浸入含有高浓度氢气的保存液的电解槽中 6 小时，然后将心脏移植物进行异位移植。在无氢处理的对照组移植物中，再灌注 3 小时后血清肌钙蛋白 I 和肌酸磷酸激酶均显著升高，移植物表现出明显的炎症反应，包括中性粒细胞浸润、促炎细胞因子、趋化因子以及信使 RNA 的上调。而富氢水浴则可显著减轻心肌损伤和炎症反应。相比对照组，富氢水浴组的心脏移植物线粒体损伤明显减少，三磷酸腺苷含量也明显增高。

小肠移植（SBT）是终末期肠衰竭的唯一治疗方法，但是由于免疫抑制和缺血再灌注（I/R）损伤，患者和移植物的存活率很低。2014 年，笔者课题组研究发现，肠移植前肠腔内注射含氢保存液可以有效改善大鼠肠移植缺血再灌注损伤。实验分为四个组：假手术组、无肠腔注射组、肠腔注射 5％葡萄糖盐水（GS）组和肠腔注射富氢 5％葡萄糖盐水（HRGS）组。我们发现，HRGS 组的氧化应激反应明显减少，诱导型一氧化氮合酶（iNOS）、IL－1β、TNF－α、IL－6 等促炎细胞因子水平降低，隐窝细胞凋亡也明显受到抑制。在组织病理学上，HRGS 组与其他组相比保持了肠绒毛的完整性。由 iNOS 生成的一氧化氮与超氧自由基反应生成过氧亚硝酸盐，具有很强的氧化能力。在 HRGS 组，iNOS 表达明显受抑制。因此，氢分子不仅可以减少羟基自由基，还可以减少过氧亚硝酸盐。我们的研究首次证明了腔内注射富氢溶液的有效性，也是 SBT 肠移植物保存方法的一个重要突破。

由于器官短缺，有的时候需要使用次优移植物，脂肪肝对包括肝移植在内的肝脏手术中的缺血再灌注（I/R）损伤具有较低的耐受性。笔者课题组在蛋氨酸和胆碱缺乏症（MCDHF）饮食诱导的脂肪肝小鼠模型中，研究了氢分子对 I/R 肝损伤的保护作用。在缺血再灌注过程中，我们用含 7 ppm H_2 的生理盐水进行处理，并分析处理后细胞凋亡相关蛋白及其信号通路的组成。与对照组相比，MCDHFI/R 组血清 AST、ALT、TUNEL 阳性凋亡细胞、F4/80 免疫阳性细胞、炎性细胞因子 mRNA 水平、信号通路成分、肝促凋亡分子、库普弗细胞（Kupper cells，KCs）以及原代肝细胞均明显升高。而富氢盐水治疗组则显著抑制了脂肪肝模型缺血再灌注损伤的征象，并且增加了肝脏、KCs 和肝细胞中 Bcl-2、HO-1 和 SIRT1 的表达，抑制了 caspase 的活化、Bax 和 p53 的乙酰化。由此可见，氢分子能够通过减少肝细胞凋亡、抑制巨噬细胞活化和炎症细胞因子、诱导 HO-1 和 SIRT1 表达，改善脂肪肝模型的缺血再灌注损伤。

之前的研究报道，HO-1 是一种与热休克蛋白相关的成分，是一种限速酶，可将血红素分解为胆绿素、一氧化碳和游离铁，具有抗氧化功能、微循环维持功能、细胞周期调节功能和抗炎功能。笔者课题组在 Lewis 大鼠同基因原位肝移植模型中研究发现，氢分子可以通过上调 HO-1 的表达，改善肝脏缺血再灌注损伤。在氢治疗组，我们将肝脏移植物放入一个装有 70 毫升冷富氢 UW 溶液塑料储存袋中密封，然后浸入富氢液中以保持氢分子的浓度。在富氢 UW 溶液中保存的移植物，其肝组织中氢分子的浓度随保存时间的延长而升高，1 小时后趋于稳定，血清肝酶水平显著降低，肝损伤的组织学评分明显低于对照组。和对照组相比，富氢 UW 溶液组肝脏移植物的氧化损伤和肝细胞凋亡减少，促炎细胞因子表达降低，HO-1 蛋白水平显著升高。

在医学实践中，器官摘除前的治疗往往是非常困难的，而在植入前的器官靶向治疗则应用广泛。我们使用的富氢 UW 溶液和氢气水浴作为器官保存新方法是突破性的，且具有安全、简单的特点，为药物、气体和移植的新联合疗法提供了强有力的基础，具有重要的临床意义。

（2）脑血管疾病：氧化应激具有破坏神经元的作用，是导致神经退行性病变的主要原因之一。因此，需要有效的抗氧化剂来保护神经前体和神经元使大脑免受氧化损伤。然而，大多数抗氧化剂由于无法通过血脑屏障而不能接触神经元，而氢分子具有抗氧化应激的作用，并且能够通过气体扩散的方式穿透血脑屏障，保护神经元，对轻度认知障碍、阿尔茨海默病和帕金森病等神经退行性疾病都有一定的保护作用。Kiyomi Nishimaki 等研究发现，在痴呆小鼠模型中，饮用富氢水可以明显降低氧化应激标志物水平，抑制小鼠的记忆力减退和神经退行性变。此外，富氢水组的平均寿命也比对照组长。

2009 年，九州大学的研究者 Kyota Fujita 等在 1-甲基-4-苯基-1,2,3,6-四氢吡啶（MPTP）诱导的帕金森病小鼠模型中发现，饮用富氢水可以抑制多巴胺能神经元的丢失，减轻 MPTP 对多巴胺神经元的急性毒性作用，对 MPTP 慢性给药模型引起的行动障碍也有一定的作用。

2012 年，日本顺天堂大学的 Asako Yoritaka 等对 17 例使用左旋多巴药物治疗的帕金森病患者进行了一项随机、双盲、安慰剂对照的临床研究，评估了富氢水对左旋多巴胺化帕金森病患者的疗效。在 48 周的时间里，参与者每天饮用 1 升的富氢水或者纯水。结果显示，富氢水组患者在统一帕金森病评定量表（UPDRS）中的分数得到了明显改善，而安慰剂组的 UPDRS 分数则变得更差。尽管存在样本数量以及实验时间等限制性因素，但是两组结果的显著差异在一定程度上说明富氢水对帕金森病起到一定的治疗作用。

氢分子治疗在脑血管疾病方面也显示出巨大的潜力。缺氧缺血性脑损伤（HIBD）是指围生期缺氧缺血窒息引起的脑损伤，已被证实是新生儿死亡和残疾的主要原因。笔者课题组研究发现，在新生大鼠的缺氧缺血性脑损伤模型中，吸入氢气能够显著减轻新生HIBD大鼠的神经元损伤，有效改善早期神经反射以及大鼠成年后的学习记忆。这种保护作用与持续吸入氢气的起始时间和持续时间有关。此外，吸入氢气还可以通过激活MAPKs信号通路来增加HO-1的表达，上调PGC-1α和SIRT1的表达来增强细胞抗氧化防御能力。

笔者课题组还评估了氢气吸入不同时长对HIBD治疗的神经保护作用。首先，我们诱导了出生后第7天的大鼠缺氧缺血脑损伤模型，然后分别让其吸入氢治疗30分钟、60分钟或90分钟。通过检测脑内白细胞介素-1（IL-1）、NFκBp65表达及Iba-1免疫荧光来评价其急性炎症反应，再通过检测p-JNK、p53的表达及NeuN免疫荧光检测神经细胞凋亡。术后36天采用Morris水迷宫实验对大鼠神经行为功能进行评估。结果表明，氢气可以抑制缺氧缺血损伤诱导的小胶质细胞炎症反应。治疗时间越长，这种抑制作用越明显（$P<0.05$）。其次，氢气治疗可以减少缺氧缺血引起的神经元损伤，使凋亡因子p-JNK、p53表达降低（$P<0.05$），还能够改善缺氧缺血导致的脑发育过程中出现的长期空间记忆缺失（$P<0.01$）。

（3）代谢性疾病：氧化应激被普遍认为与各种代谢性疾病有关，包括肥胖症、糖尿病、衰老和脂肪肝等。氢分子已被证明可以减轻氧化应激，改善脂质、葡萄糖和能量代谢。此外，饮用富氢水会降低2型糖尿病和潜在代谢综合征等患者的几种氧化应激生物标志物水平。

氢分子还能够促进能量代谢。2011年，日本医科大学的Kamimura等通过研究发现饮用富氢水能够显著改善db/db小鼠脂肪肝，对野生型小鼠高脂饮食诱导的脂肪肝也有明显改善。而且长期饮用可明显控制脂肪和体重，降低血浆葡萄糖、胰岛素和甘油三酯水平，增强肝细胞生长因子（HGF）和成纤维细胞生长因子21（FGF21）的表达。

2014年，冈山大学的Tomafuji等研究发现，氢分子还能够通过减少氧化性mtDNA的损伤来延缓大鼠模型牙周组织的老化。除了端粒短缩外，活性氧（ROS）也被证明可以通过p16INK4a和p2130的转录激活，触发DNA损伤反应（DDR）通路，促进细胞衰老。2018年，东京都老年医学研究所的Iketani在动脉粥样硬化的小鼠中发现，氢分子对细胞衰老抑制作用可能是因为其可以降低ROS而下调DDR通路的表达。他们使用低密度脂蛋白受体缺陷小鼠通过喂养高脂肪饮食（HFD）13周建立动脉粥样硬化模型，评估持续饮用富氢水的效果。在富氢水饮用组的小鼠动脉粥样硬化中，表达衰老因子p16INK4a和p21的内皮细胞数量明显低于对照组小鼠。此外，巨噬细胞浸润和TNF-α表达也相对于对照组有所降低，这些结果都表明了氢分子可以抑制血管老化。

本课题组的研究发现，富氢水可以有效地预防胆碱补充氨基酸（CSAA）饮食诱导的脂肪肝，改善胆碱缺乏性氨基酸（CDAA）小鼠肝脏纤维化。富氢水组小鼠的炎症细胞因子

mRNA 表达明显低于对照组。更重要的是，富氢水可以逆转非酒精性脂肪性肝炎（NASH）患者的肝细胞凋亡、肝炎症状以及肝脏的纤维化。在本研究中，我们发现氢分子是一种新的非酒精性脂肪性肝病（NAFLD）保护因子，可以通过诱导 Kupffer 细胞 HO-1/IL-10 轴来调控 STAT3 磷酸化从而改善 NAFLD。氢分子与 HO-1/IL-10 轴相互作用，抑制 STAT3 磷酸化和下游 pMAPK 信号的激活。以氢分子为靶点对小鼠 NAFLD 具有治疗作用，可能是开发新型 HO-1/IL-10 轴激活剂治疗 NAFLD/肝纤维化的有效策略。

CD36 在正常肝组织中的表达水平很低，但在高脂饮食（HFD）诱导的脂肪肝小鼠和 NAFLD 患者的肝组织中表达水平显著升高，大量研究证明 CD36 在肝脂肪变性中起重要作用。东京都老年研究所的 Akio 等研究发现，氢分子能够下调 CD36 蛋白表达，抑制 HepG2 细胞的脂肪酸摄取和脂质积累，还能够调节信号转导，如 JNK 通路等，证明了氢分子对肝脂肪变性和 NAFLD 等脂代谢紊乱具有调节作用。

越来越多的证据表明，氢分子不仅可以降低氧化应激，还可以发挥基因表达和信号通路调节的作用。然而上述研究并未阐明氢分子在基因表达和信号转导通路上的作用靶分子。这些调控分子可能不是氢分子的直接效应分子，但是可以间接使氢分子发挥作用。由此推测，氢分子在这些疾病中的效应很可能是通过对某些未知基因和信号通路的调节介导的，同时也需要更多的研究去加以论证。

（4）消化系统疾病：肠道细菌是体内氢的唯一来源，机体内大量的肠道菌群每天可以通过发酵未被吸收的碳水化合物来产生大约 150 mL 的氢气，随后排泄出人体或者被结肠菌群吸收而进一步代谢。与其余气体性细菌产物相比，氢气能够改善肠管的运动性而抗菌治疗能够显著减少肠道氢气的产生。小鼠胃和肝脏的氢分子浓度为 $20\sim80\ \mu mol/L$，这些氢分子被血液吸收后运送到身体各部分，发挥内源性抗氧化物质的作用。

虽然人类和许多动物的胃肠道本身可以产生氢气，但到目前为止，并没有证据证明它有明显的治疗效果。然而研究表明，通过诱导胃肠道产生更多的氢气，可以治疗一些疾病。Kajiya 等研究发现，通过给动物补充可产生氢气的细菌，诱导胃肠道产生更多氢气，可以抑制 Concanavalin A 诱导的肝脏炎症反应。该研究者还发现，通过饮用富氢水可以获得比诱导胃肠道产生氢气更有效的治疗效果。与补充外源性氢相比，内源性氢效力低并且产氢菌的腔内管理有细菌过度生长的风险。所以，目前大多数的研究主要是围绕补充外源性氢开展的。

已有研究表明，运用氢分子治疗可以改善葡聚糖硫酸钠（DSS）诱导的小鼠炎症性肠病，小鼠结肠短缩、体重减轻的情况明显好转。氢分子可以抑制 DSS 介导的结肠组织破坏，炎症细胞对黏膜层的浸润也明显减少，但其确切机制尚未完全明确，本课题组正对其展开深入研究，为氢分子用于炎症性肠病的临床治疗提供重要的理论支持。

氢分子医学的局限性

到目前为止，国际上关于氢气治疗疾病的基础研究已经广泛开展，这些研究涉及器官缺血再灌注、糖尿病、脂肪肝、系统炎症和帕金森病等。然而，在实际研究中仍然存在一些问题，如细胞膜脂质和硫醇类含量比实验中的氢分子含量要大得多，氢分子是否能够与这些细胞上的羟基自由基靶分子竞争。另外，羟基自由基和氢分子反应生成水的速率常数比大部分的自由基反应都慢，氢分子的药代动力学尚未完全明了。

虽然已有大量的动物实验证明氢分子对多种疾病有治疗作用，但缺少严格的随机对照临床试验的证据，还远不能达到官方正式批准用于临床使用的水平。

目前大多数临床研究为开放式研究，样本量相对较小，仅评价了给予氢分子后的效果，只有少数研究对临床特征和患者健康状况进行了评价，仍需要大规模多中心随机双盲对照临床研究证据来推动氢分子疗法的临床应用。此外，大多数研究停留在氢分子防治疾病的观察层面上，其作用本质仍然未被充分认识，分子靶点还未知。

已有研究表明，氢气是细胞内发挥重要作用的信号分子，其作用方式与一氧化氮、一氧化碳和硫化氢相似。作为信号转导参与者，氢气还可能调控相关蛋白质的表达或某些信号蛋白质的磷酸化。另外，目前仍存在许多疑问，比如其抗氧化、抗炎、抗细胞凋亡及调节信号通路功能等之间的交叉关系是怎样的，氢分子是否是"第 4 种气体信号"，氢分子是否是"没有任何毒性的药物"等，这些都需要进一步的研究探索，以便为氢分子真正成为一种临床药物奠定基础。

氢分子医学临床应用现状和展望

氢分子具有制备容易、价格低廉、渗透性强、应用范围广等诸多优点，并且能够抗氧化、抗凋亡、抗炎和保护细胞等，具有很强的临床应用前景。此外，氢分子的安全性也得到了探索和证实，即使在高压、高浓度状态下对人体依然无副作用，过量积累的影响可以忽略不计。2015 年，Hyspler 等采用氢同位素结合体外研究，确认了氢分子是无毒性的，对机体无损害，并且可产生非常明显的抗氧化效果，这为氢分子医学研究和产品市场带来了巨大的影响。

2008 年，日本京都府立医科大学的研究者 Kajiyama 等对 30 例饮食和运动疗法控制 2型糖尿病患者和 6 例糖耐量受损（IGT）患者进行了随机、双盲、安慰剂对照、交叉研究。患者连续 8 周每天饮用 900 毫升富氢水或者纯水，洗脱期为 12 周。该研究发现，摄入富氢水显著降低了低密度脂蛋白胆固醇，尤其是变性低密度脂蛋白胆固醇净负电荷和尿 8-异前列腺素的水平。富氢水的摄入也与血清氧化低密度脂蛋白和游离脂肪酸浓度下降、血浆脂联素和细胞外超氧化物歧化酶水平升高有关。在 6 例 IGT 患者中，4 例摄入富氢水的患者口服葡萄糖耐量试验正常化。这些结果都表明富氢水能够阻碍并已经发现有治疗疾病的效果，应该积极采用多中心大样本量双盲对照研究，以进一步扩大研究成果，争取早日确定氢分子用于临床治疗的疾病类型。目前，给予临床患者的氢分子的剂量并未标准化，而且在已有的研究中氢分子剂量大小与疗效似乎也不成正比。我们应重视氢分子剂量的标准化，未来更多的研究应采用随机对照实验和现有资料的系统检索，期待能阐明包括剂量-效应曲线、对多种疾病的长期临床效应等在内的相关问题，这将有助于临床医生运用这一创新治疗手段来满足各种医学需求。

结论

氢气是一种理想的医用气体，它能够在细胞水平发挥作用，可以作为对抗心脑血管、癌症、代谢和呼吸系统疾病的新型治疗策略的候选。氢分子的研究从最初的起步，经过了漫长的发展，虽已取得了重要的成果，但还需要进一步的研究。为了使氢分子疗法在临床试验中有效并最终应用于医学实践，我们还需要充分地发现和探索氢分子作用的确切机制。氢分子如何清除羟基自由基和减少炎症，如何参与细胞信号传导和激活、抑制通路以及如何与其他抗氧化剂相互作用以促进细胞保护等，这些缺失的环节都非常重要。此外，还需要确定不同疾病模型中特定浓度的效力以及最佳的给药形式。氢分子疗法看起来似乎是完美无缺的，但仍需要在未来的研究中加以探索。

希望氢分子能走在医学的最前沿，在治疗神经退行性疾病、心血管疾病、器官移植以及其他许多疾病方面取得长足进展。希望我们可以不懈努力，积极开辟新的研究领域，从多角度寻找突破，加强创新，开发相关研究产品，从而更好地为人类健康服务。

（马　快/李小康　日本国家儿童健康和发育医学研究中心）

H₂ 4. 氢疗在我国的研究进展

氢气与机体的正常生命活动以及多种疾病的发生发展皆密切相关。氢原子是生物界赖以生存的物质——水的重要组成部分。而在疾病领域，美国科学家于 1975 年首次在《科学》杂志刊文指出，连续 14 天呼吸 8 个大气压的氢气，实验动物的皮肤恶性肿瘤可得到显著缓解，这一结果代表着氢气首次在医学界崭露头角。但限于呼吸高气压氢气需要大型设备这一技术性难题，氢气在医学中的应用没能引起足够重视。2007 年，日本科学家 Ohsawa 教授在《自然·医学》中指出，动物吸入 2% 的氢气可显著改善脑缺血带来的脑损伤。究其机制，氢分子可溶解在液体中并选择性中和氧化损伤中最重要的两个介质——羟自由基和亚硝酸根离子。这一轰动性的研究重新将世界的目光拉回到这个小小的分子身上。自此，经过国内外科学家们的不懈努力，氢气的研究成果如雨后春笋般涌现于多种疾病领域。据统计，氢分子在医学领域研究的相关论文已达 1 200 余篇，其中中国学者发表论文高达 500 余篇，约占全球论文总数的一半。

十多年来，国内氢分子研究发展迅猛。目前，我国已有上百家研究机构，如复旦大学、上海交通大学、海军军医大学、空军军医大学、首都医科大学、北京协和医院等，正在生物医学的不同领域开展氢分子医学相关研究，并在各自的特色领域中取得了诸多成果。本节将从以下两方面带大家走进氢分子之旅：氢气治疗机制研究进展和氢气在临床中的应用及其作用机制。

氢气治疗机制研究进展

氢气治疗疾病主要基于其内源性抗氧化、抗炎症和抗细胞凋亡等作用。氧化损伤是癌症和纤维化等复杂疾病中机体炎症反应和细胞凋亡的始作俑者,因此氢气的抗炎症、抗细胞凋亡效应与其抗氧化作用密切相关。

（1）氢气的选择性抗氧化能力是其发挥活性的基础:羟基自由基（·OH）和过氧化亚硝酸离子（ONOO⁻）是两种具有细胞毒性的强氧化剂,可攻击机体内核酸、脂质和蛋白质,导致 DNA 断裂、脂质过氧化和蛋白质失活。氢气可中和这两种强氧化剂,且氢气的抗氧化功能具选择性:它主要中和具细胞毒性的自由基,但并不清除体内生理功能所需的氧化应激产物。正常情况下,机体依靠抗氧化系统维持自由基的代谢平衡;但当自身稳态遭到破坏时,有害自由基则不能被及时清除从而对机体造成损害;而氢气就是这种恶性自由基的"克星"。氢分子具有扩散能力强、易穿透细胞膜和线粒体膜等生物膜结构、中和羟自由基的特点,可使细胞免受氧化应激导致的损伤。

氢气作为新型抗氧化剂,与传统的维生素 C、β 胡萝卜素、卵磷脂等抗氧化物质相比,具备更多优良特质。氢气的安全性、不清除正常生理需要的自由基等特质,为氢气贴上了绿色抗氧化标签。

（2）氢气的抗炎特性及机制:一篇发表于 2001 年的研究发现,吸入氢气治疗寄生虫引起的肝脏炎症有效果,这是氢气首次被发现具有抗炎特性。此后,氢气的抗炎机制也逐渐被揭示:氢气可抑制关键炎症信号通路 MAPK 和核因子 κB（NF - κB）的活性,减少炎症分子白细胞介素 1 和 6（IL - 1、IL - 6）、肿瘤坏死因子 α（TNF - α）、高迁移率族蛋白 1（HMGB - 1）、NF - κB 和前列腺素 E_2 等促炎因子的表达水平,从而进一步抑制氧化应激诱导的炎性组织损伤。在机体中,氢气抗炎特性可体现在"抗组织损伤""缓解风湿类慢性炎症疾病"及"改善中枢神经系统炎症"等三个方面。

综上,氢气具有明确的抗炎作用,且不存在激素和非甾体类药物的不良反应,使得氢气在慢性炎症性疾病中有巨大应用潜力,可以为人类控制慢性炎症性疾病发挥作用。

（3）氢气具有抗细胞凋亡作用:一方面,氢气可以抑制促凋亡因子表达,如 B 细胞淋巴瘤相关的 X 蛋白、caspase-3、caspase-8 和 caspase-12;另一方面,氢气也可上调抗凋亡因子,包括 B 细胞淋巴瘤 - 2 因子。此外,氢气还可通过调节特定信号通路等间接过程来抑制凋亡。因此,氢气通过直接或间接阻断细胞内凋亡与炎症信号等通路,减轻氧化应激所诱导的细胞凋亡,增加抗凋亡蛋白的表达,促进细胞增殖,延缓衰老。

氢气在疾病治疗中的神奇疗效

氢分子作为一种疾病治疗分子,其独特的优势在于安全性、有效性、便利性和充足性。上文已经阐述氢气可以通过抗氧化、减少细胞凋亡、抑制炎症反应等发挥对各种疾病和损伤的治疗作用。氢气医学发展至今，无论从基础到临床还是从研究到应用，都取得了十分显著的成果。1%～4%的氢气具有很强的疾病治疗功效，它能穿透生物膜到达细胞核和线粒体，并且可以通过气体扩散穿透血脑屏障从而快速抵达病灶，这是多数抗氧化物质所不具备的特征。此外，组织内的氢气浓度易于检测，通过使用电极测量可以轻松实现对 H_2 扩散的实时监测。氢气给药已在多种疾病模型和人类疾病中显示出预防及治疗效果，国内在一些疾病中也进行了一些临床及基础研究。

（1）氢气在中枢神经系统疾病治疗中的作用：氢气是分子量最小的气体，可以通过气体扩散的方式进入血脑屏障，因此在神经系统方面功效不错。2007 年，Ohsawa 发现吸入氢气可显著减小局灶脑缺血大鼠模型的血栓体积。此后，各国学者相继发现氢气可治疗神经性疾病，如帕金森病、阿尔茨海默病等。

山东第一医科大学研究团队发现，氢气对新生儿的缺氧缺血性脑病具有保护作用。研究者针对 40 名出生两天后患有缺氧缺血性脑病的新生儿给予富氢水治疗。临床结果显示，每天口服富氢水，连续服用 10 天后血清中特异性烯醇化酶、IL－6 以及 TNF－α 均有不同程度降低，表明氢气对新生儿的缺氧缺血性脑病具有保护作用。动物模型中，我国学者发现注射富氢生理盐水对大鼠全脑缺血再灌注(I/R)具有神经保护作用。氢气在免疫系统中也具有重要的作用，如富氢生理盐水可以上调调节性 T 细胞(Treg)数量以及下调 miR－21、miR－210 和 NF－κB 的表达。再灌注 24 小时和 96 小时后大鼠脑部海马区 miR－21、miR－210 表达均显著增加，而 Treg 数量在每个时间点均有所下降；相反，采用富氢生理盐水处理后 miR－21、miR－210 表达在各个时间点均显著下降，同时 Treg 数量有不同程度增加。因此，富氢生理盐水处理的大鼠脑复苏机制可能与 Treg 数量上调相关。

氢气作为一种新的高效抗氧化剂，对脑卒中、脑缺血/再灌注损伤、新生儿缺血缺氧性脑病、蛛网膜下腔出血、脑创伤、神经退行性变、CO 中毒性脑病等神经系统疾病具有保护作用。然而也有一些矛盾的结果显示，氢气对急性脑缺血的大鼠治疗效果不佳，这可能与大鼠的年龄、疾病模型的阶段、氢气的浓度以及氢的暴露时间有关。对于这样一个对神经系统多种疾病具有普遍治疗效果的气体，其使用时间、浓度、次数可能会成为今后研究的重点。

（2）氢气在心血管系统疾病治疗中的作用：心血管疾病是我国疾病相关死亡的首要因素，加强心血管疾病的治疗，降低心血管疾病的病死率，提高心血管疾病患者的生活质量是治疗的首要目标。研究表明，氧化应激参与心血管疾病的病理过程，与高血压、心脏缺血再灌注损伤、心肌肥厚、动脉粥样硬化等许多心血管疾病的发生发展有密切关系。氢气能够选择性降低活性氧簇，具有抗氧化和抗凋亡等作用，因此氢气在心血管疾病中具有重要治疗作用。

心脏重构是各种原因引起的心肌损伤或血流动力学改变所致的应激反应，可导致心脏大小和形态发生变化。王强等人研究发现注射富氢生理盐水可以改善心肌梗死小鼠的心脏功能，缩小梗死范围，抑制非梗死心肌细胞的肥大和间质纤维化，增强心肌超氧化物歧化酶的活性,降低丙二醛及 TNF‐α、IL‐1β、IL‐6 等炎症因子,从而逆转心脏重构。

注射富氢生理盐水、吸入氢气和饮用富氢水都可在不同程度上降低体内或体外的炎症因子和凋亡因子,同时清除氧自由基,减轻心肌损伤,逆转心脏重构,改善心脏功能,对心血管疾病治疗具有重要意义。

(3)氢气在消化系统疾病治疗中的作用:肝脏可分泌胆汁,将大分子的脂肪逐步分解为小分子的脂肪,同时可调节蛋白质、脂肪和碳水化合物的新陈代谢,具有解毒、造血和凝血等功能,对人体具有重要作用。2001 年,法国潜水医学家 Gharib 等人证明,呼吸 810.2 kPa 高压氢气可治疗肝血吸虫感染引起的炎性反应,首次证明氢气具有抗炎作用,并提出氢气与羟自由基直接反应是治疗炎症损伤的基础。国内研究发现富氢水能够显著缓解乙肝患者中的氧化应激。该试验募集了 60 名乙肝志愿者,每天口服富氢水 1 200～1 800 mL,2 次/日。6 周后试验结果发现,口服富氢水导致氧化应激水平降低,过氧化物歧化酶和谷胱甘肽转移酶上升,黄嘌呤氧化酶则降低,肝脏功能得到改善。

此外,我国学者发现富氢水可治疗对乙酰氨基酚对小鼠产生的肝毒性。研究者采用小鼠腹腔注射亚致死剂量 500 mg/kg 的对乙酰氨基酚,形成急性肝损伤模型,之后按 5 mL/kg 剂量每天 2 次腹腔注射富氢水,持续注射 3 天。结果发现富氢水可显著降低谷丙转氨酶和谷草转氨酶浓度,且肝脏坏死面积显著降低,由 36.87% 的损伤面积降低至 27.73%,血液中丙二醛浓度降低了 37%,关键抗氧化物超氧化物歧化酶(催化超氧阴离子自由基歧化生成氧和过氧化氢)升高 24%,谷胱甘肽升高 76%,炎症相关因子 TNF‐α、IL‐6 显著降低。综上所述,针对对乙酰氨基酚诱导的肝脏损伤,富氢水可以通过抑制氧化应激和炎症反应促进肝脏再生,降低药物对肝脏的损伤。因此,富氢水在降低由对乙酰氨基酚诱导的小鼠肝损伤中具有重要治疗价值。

此外,氢气可降低辐射对肝癌患者的肝脏损伤,缓解梗阻性黄疸引发的肝损伤。氢气还可改善其他消化器官的功能,如降低缺血再灌注对肠道造成的损伤和收缩功能障碍、缓解阿司匹林诱导的胃部损伤等。

综上,氢气对于消化系统的一系列疾病具有重要治疗价值。吸入氢气与静脉注射富氢生理盐水可以绕开人体消化系统,使氢气尽快发挥作用,而饮用富氢水则首先要经过消化系统。已有研究表明,胃肠道菌群对各种疾病都存在重要作用,但富氢水对消化系统的酸碱性以及肠道菌群的影响仍不清楚,这或许会成为未来的一个热点研究方向。

(4)氢气在呼吸系统疾病治疗中的作用:氢气对多种呼吸系统疾病具有治疗作用。国内学者报道氢气对败血症相关的肺损伤有保护作用。败血症是一种由于感染导致的致命性全身炎症反应,超过 50% 的败血症患者在接受治疗后出现急性肺损伤;而败血症小鼠接受氢气治疗后生存率显著增加。进一步研究发现,氢气可通过升高血红素氧合酶 1 及上游转录因子 Nrf2 来降低 HMGB1 表达,进而缓解肺部损伤,即氢气能够通过调节败血症小鼠体内炎症因子 HMGB1 的释放从而有效抑制败血症引发的肺损伤。广州国家呼吸系统疾病临床医学研究中心的一项自身对照研究结果显示,吸入氢‐氧的混合气体,可增加急性支气管狭窄患者的进气量且无其他不良反应。在许多关于氦气（He）的研究中发现，吸入氦气可以治疗急性上呼吸道阻塞。从机制上看，气态的 He 比空气的密度小许多，因此雷诺数也低很多。当它通过狭窄的气道时，较低的密度引起了较低的湍流和气道阻力。而氢气与氦气具有相似的分子量及物理特性，因此从物理学角度来看，吸入富含氢的混合气体也可降低气道阻力，缓解气道狭窄患者的呼吸困难。在这项自身对照研究中，吸入空气与氧气，则没有这种明显的效果，因此吸入氢气对支气管狭窄患者是有益的。此外，氢气吸入有助于降低呼吸道炎症水平，能够有效改善环卫工人咳嗽等呼吸系统症状。此外，使用富氢水盥洗对鼻炎也有一定的治疗效果，其机制仍与氢气选择性地中和羟自由基和过氧亚硝基阴离子有关。

目前，多项研究证实，氢气对急慢性肺损伤具有保护作用，但氢气作用于肺损伤的具体机制，以及其作用是否存在组织特异性等问题仍需进一步阐明。此外，氢气治疗呼吸系统疾病的临床研究数量仍然较少，因此将氢气直接应用于临床治疗仍面临诸多挑战。

（5）氢气在皮肤疾病治疗中的作用：皮肤直接与外界环境接触，具有保护、调节体温和感受外界刺激等作用。作为人体的第一道屏障器官，皮肤保护人体免受外界感染，对人体抵御外界环境具有重要作用。

复旦大学附属华山医院皮肤科骆肖群教授报道，氢气是一种新的、安全和有效的方法，可辅助治疗由条件致病菌引起的慢性炎症性皮肤溃疡。患者最初出现 5 厘米×8 厘米的溃疡，局部病原体培养物显示为互隔交链孢霉感染；患者采用富氢水局部湿敷治疗一个月后，伤口显微镜检查显示真菌和细菌培养均为阴性，溃疡在十周内愈合。另一名患者出现由嗜水气单胞菌感染而引起的溃疡，骆教授给予患者每天两次湿敷富氢水，每次两小时，溃疡在十周内痊愈。（具体见"二 氢疗临床实录"中第 34～35 页"病例 1"及"病例 2"）

同时，氢气对慢性皮肤疾病银屑病也具有辅助治疗作用。与对照组相比，患者接受 8 周氢水浴治疗后，24.4% 患者银屑病区域严重程度指数评分有 75% 的改善，同时瘙痒程度也得到显著改善。

此外，国内学者发现氢气对急性放射性皮炎有缓解作用。放射治疗是目前恶性肿瘤的常用治疗方法之一，但放疗同时也会导致一系列的副作用，例如放射性皮炎等，这些副作用对放疗的进一步实施以及患者的生活质量产生很大的影响。放射性皮炎主要影响基底层细胞，而基底层细胞的辐射损伤主要由电离辐射产生的自由基和活性氧所致，导致其 DNA 受损，分裂减慢，因此接受放疗剂量越高，受到的破坏越严重；同时皮肤接受高剂量的放疗，则会引起脱屑、溃疡及坏死，从而引起皮肤干燥、萎缩及纤维化等一系列副作用。由于氢气具有较强的抗氧化效应，能够选择性清除自由基·OH 及 ONOO⁻，是否能够缓解上述放疗后产生的一系列反应需要进一步探究。研究者分别对大鼠进行了体内外实验：首先对大鼠在照射前给予或不给予皮下富氢溶液注射，其次对大鼠头颈部区域单次或分次进行照射，结果显示氢气降低了皮炎的严重程度，加速了组织的恢复，并且降低了单剂量 15 Gy 或 20 Gy 辐照后大鼠体重减轻的程度；但对于更高剂量 25 Gy 的辐照所造成的不良反应没有显著效果。同时,在体外对人皮肤表皮的角质形成细胞进行辐射,然后进行细胞活力、细胞凋亡以及生化检测,结果显示氢气可以保护角质形成细胞免受辐射诱导的电离损伤。

目前国内外用于局部皮肤辐射防护的药物较多,其中包括中药类、激素类、巯基化合物类、抗生素、维生素、消毒剂等,但这些药物共同的特点是副作用大、防护效价低、费用高,而富氢溶液对人体基本无副作用,而且已经被证实具有良好的辐射防护作用。因此,可将富氢溶液作为潜在的皮肤辐射防护剂。

(6)氢气在肿瘤疾病治疗中的作用:恶性肿瘤是全球主要死亡原因之一。尽管各种恶性肿瘤治疗方法(如外科切除、局部消融治疗、动脉化疗栓塞、放疗、系统性化疗等)发展迅速,但仍存在临床疗效欠佳、5年生存率低等问题。随着对氢气研究的深入,其对包括恶性肿瘤在内的多种疾病的治疗作用日益受到重视。一项有关结直肠癌的临床对照研究结果显示,患者每天摄入1 000 mL的富氢水可以减轻肝损伤。在另一项细胞实验中,周晓等人发现氢气对人原代大肠腺癌细胞生长具有一定的抑制作用。研究者们收取30例大肠腺癌患者经手术切除的肿瘤组织标本,经胰蛋白酶消化后进行原代细胞培养,在加入氢气培养后,细胞凋亡率升高,提示氢气对肿瘤细胞的增殖具有抑制作用。虽然恶性肿瘤常无法治愈,但大量研究提示氢气对多种恶性肿瘤具有潜在的预防、治疗和缓解作用,氢气不仅能促进结肠癌细胞凋亡,联合化疗药物5-氟尿嘧啶使用时更具有协同治疗作用,也被证实可以缓解顺铂所致肾脏毒性而不影响其抗肿瘤效果。氢气可以缓解肝癌患者放疗不良反应,在不影响放疗效果的基础上,提高肿瘤患者生活质量。

氢气的应用为恶性肿瘤的治疗提供了新的思路,氢气与其他药物的联合使用可以改善患者的生存情况,提高患者的治疗效果。在有关氢气联合治疗的研究中,其抑制化疗药物或放疗的毒性以及抑制肿瘤细胞的生存是两个重要的研究方向,但详细的分子机制并不清楚,这些或许会成为未来的研究重点。

(7)小结:氢气被用于治疗疾病的可能分子机制包括其选择性抗氧化作用、调节基因表达及调节信号通路等,我们对这些作用机制进行基因和蛋白水平的进一步分析,发现了氢气治疗疾病的潜在靶向分子。此外,需明确氢气治疗疾病的确切机制,如氢气如何清除羟自由基,如何参与细胞信号转导和激活,如何减少炎症等。需要确定氢气在各种疾病模型中特定的疗效浓度,以及最佳的应用方案。除上述疾病外,氢气对泌尿系统、生殖系统等具有一定的保护作用。

总之,氢疗作为一种疾病治疗手段,具有安全、有效和便利等独特的优势,对人体几乎不存在毒性,因此氢医学具有十分巨大的应用潜力。

氢分子医学临床应用的现况和展望

经过十多年的研究,氢气在临床治疗及基础研究中积累了大量的数据,也取得了很大的进步,但目前仍然存在很多未知内容。

（1）氢气具体的作用机制及其分子靶点：氢气对各种细胞受体、细胞膜层次、蛋白酶活性、蛋白合成和基因表达调节等各层次上的作用靶点，尤其是外源性氢气的作用机制以及直接作用靶点等尚待阐明，仍需要通过细胞和分子层面，利用生物化学方法或生物物理学方法进行研究。

（2）比较并寻找氢气理想使用方法：氢气利用的方式多样，如饮用富氢水、氢水泡浴、吸入氢气、注射富氢生理盐水、服用某些药物、利用肠道细菌产生氢气，还可直接利用某些释放氢气的材料以获取氢气等，但不同氢气的利用形式对氢气的治疗效果有较大的影响。因此，比较并寻找氢气理想使用方法的研究，或许对未来氢医学的临床应用可以提供重要的参考价值。

（3）细胞水平的氢气浓度分析：这是其作用机制研究的一个重点，氢气的扩散能力非常强，但是如果要深入理解氢气的效应基础，必须了解氢气在组织和细胞内氢气的浓度，以控制氢气浓度进行精准的实验，因此需掌握氢气在各种组织细胞内的变化规律，对检测手段进行优化和提高。

（4）如何降低纯氢造成的干扰：纯氢气吸入安全性高，但吸入量过大可造成氧分压下降，例如纯氢气不能用于肺活量低的儿童和肺功能障碍的患者，因此如何降低纯氢气造成的干扰仍需进一步研究。

（5）氢气防治癌症的基础研究和临床研究：氢气抗炎症、抗氧化的特性，给各类上皮不典型增生、结肠炎和肝硬化等肿瘤易发患者提供了重要工具以预防癌症发生，该方向的基础研究和临床研究都非常值得重视和期待。对癌症患者，放射、化学、靶向和免疫治疗等都存在严重的副作用，而氢气对这些副作用的缓解非常值得研究，同时应该进一步明确氢气干预是否会干扰这些治疗的效果。对晚期癌症患者，氢气治疗在改善患者生活质量、延长生存时间等方面也值得期待。

目前发现氢气在体内几乎所有器官中均具有生物学功能，并可在多种疾病的治疗和预防中发挥作用。虽然基础研究取得了一定进展，但其作用机制及其靶点仍需深入阐明。目前，有关氢分子介导信号通路的研究尚处于探索阶段。同时，氢疗应用于临床仍面临诸多挑战，例如需要更多大样本的前瞻性研究以进一步明确氢气保护的作用机制及潜在的副作用；解决不同病种中氢气的给予方式、最佳浓度及时间等问题，及如何控制氢气吸入量，减少设备、环境及个体因素的影响；需要更多的分子生物学实验、动物实验、临床试验来进一步证实氢气的作用功效，从分子水平了解其发挥作用的机制；研究氢气的药代动力学，包括合适的剂量、最佳给药时间、最佳给药途径等。

（刘庆梅/王久存　复旦大学生命科学学院）

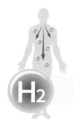

二、氢疗临床实录

H₂ 1. 难治性银屑病

病例 1　寻常型银屑病

病情介绍　患者，男性，43 岁，医学专业大专毕业。罹患银屑病十余年，其间使用过多种口服药物包括阿维 A、环孢素等，导致血脂升高和下肢静脉血栓，曾在外科行取栓和溶栓治疗；使用注射用重组人 2 型肿瘤坏死因子受体抗体融合蛋白（益赛普）后皮疹无改善；同时外用吡硫翁锌气雾剂（适今可）和大量皮质激素软膏导致局部皮肤变薄、毛细血管广泛扩张。2016 年初就诊后给予：甲氨蝶呤、消银合剂（华山医院自产中成药）、复方甘草酸苷片（美能）口服；保湿霜外涂；定期随访血常规和肝肾功能。2016 年 12 月复查见躯干和四肢仍有泛发的红色斑块型皮疹，占体表面积 50% 以上，有日渐增多倾向，并伴有剧烈瘙痒。

治疗经过　2017 年 3 月下旬起，在原有治疗的基础上给予氢水泡浴（氢含量：1.6 ppm；氧化还原电位：-600 mV）。泡浴每 3 天一次，共 10 次；同时日常饮用富氢水每天 2～3 袋（氢含量：1.6 ppm；氧化还原电位：-600 mV；500 mL/袋）。

治疗结果　泡浴 1 个月后，患者皮疹好转；2 个月后皮疹近乎消退。临床评分（银屑病面积及严重度指数评分：PASI 评分）改善达到 95%；原有瘙痒也明显缓解［图 1　寻常型银屑病患者氢水泡浴前后对照，见本书第 114 页］；患者自觉生活质量（包括睡眠及心情）明显改善。其后患者坚持氢水泡浴联合富氢水饮用 4 个月，皮疹持续好转，其间无明显反复。

医学点评　银屑病，俗称"牛皮癣"，是临床上常见的慢性、复发性和难治性皮肤病，临床表现为面积大小不一的红色斑块伴银白色鳞屑。我国的银屑病发病率约为0.47％，部分患者有家族遗传倾向。治疗通常根据病情的轻重采用中医中药（包括雷公藤）、光疗、维A酸、免疫抑制剂和糖皮质激素（口服和外用）以及生物制剂（单克隆抗体）等。目前已经在国内上市的针对该病的单抗类药物有5种，即将增加为6种；单抗类制剂价格昂贵，往往针对某类参与银屑病发病过程的细胞因子，这类药物的长期疗效和并发症尚有待时间检验。该患者虽接受过医学教育，但因自觉疾病严重影响其外观和社交，故在疾病发生后的前十年"什么药物起效快就用什么"，导致很年轻就出现严重的并发症。氢水泡浴改善了他的症状。患者自觉睡眠质量提高、排便通畅，且精力较过去明显改善。作为第一个使用富氢水规则治疗的患者，我们从他身上看到了富氢水的辅助治疗作用，从而使我们建立起对氢分子治疗红斑鳞屑性皮肤病的信心，并由此引入更多的患者。

自2016年至2017年，共有34例难治性银屑病患者接受了氢水泡浴，其中有1例脓疱型和1例关节病型患者，阶段性治愈率24％，总体有效率56％［相关论文发表于Scientific Reports. 2018(8)：8051］。截至2019年底，接受氢水泡浴的寻常型银屑病病例已经增加至60余例，阶段性治愈率32％，总体有效率达69％。

当然，在氢水泡浴中，也有部分患者效果不够明显，少数患者皮疹消退到一定程度后进入停滞状态。适合氢水泡浴的患者和适用的病期尚需要更多的临床观察加以总结。

（朱泌媛/骆肖群　复旦大学附属华山医院皮肤科）

病例2　寻常型银屑病伴代谢综合征

不久前的一次银屑病专病门诊刚结束，我收到了快递送来的两箱"富氢水"，随箱一封简短的信笺上写道："李医生，谢谢你对我多年来的悉心治疗，我身患的牛皮癣这一年病情稳定，也很少感冒，而且原有的痛风未再复发，上个月单位体检，血脂、血糖、血尿酸均基本正常。我听说你最近体检血糖偏高，故今委托物流公司送些富氢水给你，你不妨试一试，应该会有改善。"看到这里，我甚是欣慰，记忆的闸门一下打开，眼前浮起了2年前收治的这位银屑病患者。

病情介绍　李某，男，67岁。因"全身皮疹伴脱屑瘙痒十年余，加重一月"就诊。患者于2006年冬天起病，初始在双侧肘关节背侧出现钱币大小红色皮疹，表面伴有白色鳞屑，无明显不适，仅予外涂药膏，至次年夏季皮疹缓解。此后病情反复，时轻时重，每以冬季及感冒易诱发，皮疹逐渐扩展，涉及头皮、躯干及小腿，伴皮肤干燥瘙痒。后因工作紧张，常常熬夜，时有应酬，尤以饮酒及摄食海鲜后，病情骤然加重，皮疹遍及全身，色红灼热，瘙痒剧烈，心烦失眠，口干口苦，大便干结，时感右足趾关节疼痛。患者平素伴有高血压（血压控制在150～160/80 mmHg）、高血糖（空腹血糖：

8.21 mmol/L)、高血脂(甘油三酯：3.0 mmol/L)及痛风(血尿酸：520 μmol/L)。

检查：体形肥胖，营养中等，一般检查尚属正常。头皮、躯干、四肢见有散在蚕豆至钱币大小斑疹，基底呈淡红或鲜红色浸润，表面覆有银白色多层性鳞屑，剥除鳞屑后可见露滴样出血点，并有散在抓痕、血痂，皮疹尤以躯干背部、小腿胫骨前居多，指(趾)甲板见顶针箍样损害，右蹈趾跖关节膨隆，触痛(＋)。舌红，苔黄腻，脉弦滑。由此诊断为(西医)银屑病进行期；(中医)白疕(血热证)。

治疗经过 入院后鉴于患者血压、血糖、血脂、血尿酸均有不同程度增高，患者本人愿意用中医药治疗，则给予口服凉血解毒、泻肝清热中药煎剂，静脉滴注复方甘草酸苷、喜炎平注射液，同时配合中药熏蒸、紫外光物理治疗，局部外搽卡泊三醇软膏，后反见皮疹色红加重，肿胀扩大，即改予中药"大青叶霜"、尿素乳膏外搽，连续2周治疗患者症情渐趋稳定，新疹少量，灼热瘙痒减轻，皮肤干燥脱屑依旧，尤以小腿胫骨前为著，时有搔抓出血，血压偏高，血糖、血脂、血尿酸复查仍然异常。自2017年9月28日始推荐氢水浴(氢含量：1.6 ppm；氧化还原电位：－600 mV)每周2次，口服富氢水(氢含量：1.6 ppm；氧化还原电位：－600 mV；500 mL/袋)每天3袋，持续8个月；其间患者为缓解小腿皮疹灼热瘙痒，常以富氢水冷敷患处。2018年6月由于住房搬迁等原因，氢水浴改为每周1次，饮用富氢水每天2～3袋迄今，并且定期复查相关生化指标。

治疗结果 患者自2017年9月出院返家后定期门诊随访，中药配合富氢水内服、氢水浴，治疗10周时皮疹逐渐好转(图2 寻常型银屑病伴代谢综合征患者氢水泡浴前后对照，见本书第115页)，至2018年3月入春后皮疹基本消退，仅以小腿胫骨前部位伴见片状红色斑块，表面有细薄白色鳞屑；右足趾关节未有红肿疼痛发生。2018年入夏至2019年冬病情基本稳定，未再次入院治疗，且每年体检复查肝肾功能、血尿常规、CEA、AFP均正常。空腹血糖6.43～6.77 mmol/L，甘油三酯2.24～2.7 mmol/L，血尿酸在正常范围。

医学点评 银屑病是一种遗传与环境共同作用诱发的免疫介导的慢性、复发性、炎症性、系统性疾病，典型临床表现为鳞屑性红斑或斑块，局限或广泛分布，无传染性，治疗困难，常罹患终身。银屑病不仅是一种皮肤病，更是一种系统性疾病。特别是中、重度患者，可罹患高脂血症、糖尿病、代谢综合征、克罗恩病和动脉粥样硬化性心血管疾病等系统性疾病。据有关文献报道：银屑病患者面临多种重大疾病的风险远高于正常人群，其中动脉粥样硬化风险增加28％，糖尿病风险增加22％，非酒精性脂肪肝风险增加达47％；13.7％患者伴血脂升高，16.4％患者伴血压异常，1.5％患者伴肾功能异常，慢性肾病风险增加28％。基于银屑病的发病特点，临床不仅针对皮损，更应具有兼顾共病治疗的理念，这也和中医学认为"有诸内必形于诸外"(皮肤病的发生往往是人体内部脏腑功能失调、气血失和所致)的观点相吻合。

基于银屑病共病发生的机制,氧化损伤几乎是所有疾病的最基本病理生理过程,同时皮肤屏障功能不全也与银屑病的复发密切相关,故保护皮肤屏障在预防银屑病复发中甚为重要,而不仅针对皮损,更应兼顾共患病的治疗理念为当今中西医学者所认同,中医学认为"天人相应,天人合一",人与自然界密不可分,顺应自然,和谐平衡乃是常态,因此若能采用自然界纯天然无刺激之物治疗银屑病及其共患病,既可有利维护"皮肤屏障",预防存在天然免疫缺陷的银屑病的复发,也是避免或减轻其共患病发生发展的重要保障。

自然界的氢气是一种天然抗氧化剂,而含有适量氢气的水为富氢水,也称为水素水,无色、无味,其味道与白开水及纯净水无分别,但具有与所有维生素 A、维生素 C、维生素 E、绿茶等人类已知的抗氧化剂所不同的还原功能,可以中和身体血液和细胞里的活性氧(自由基)。由于氢分子很细微,很容易进入细胞通道参与新陈代谢,从而促进细胞排毒,增加了细胞的水合作用,有利于增强肌肤抵抗力,使皮肤水润又强韧,提高细胞生命活力。有文献报道每天饮用一定量富氢水,有助于减轻脂肪肝,排出肠毒素,恢复体力,对胆结石、心脑血管硬化、高血压、糖尿病、癌症等,具一定辅助治疗和预防作用。使用富氢水清洁皮肤,可使皮肤远离活性氧的危害,肌肤能变光滑,延缓肌肤衰老。另 Kato 等研究显示,氢水浴可直接作用于皮肤,采用电解水方式制得氢水(0.19～0.41 ppm,0.1～0.2 mmol/L),经过 3 个月每天一次的氢水浴,6 位志愿者颈背皱纹得到明显改善。

此例银屑病患者在中药治疗配合氢水浴和富氢水饮用后,在皮损得到有效控制的同时,各项检查指标如血糖、血尿酸、血脂也得到不同程度的改善,避免了病情复发与加重,这与氢能选择性地中和羟基、具有抗氧化和抗凋亡作用有关。富氢水可以增强机体抗病能力,显著改善免疫功能。

笔者认为,对于银屑病伴有代谢性疾病(如本例患者由于高脂血症等限制了系统性治疗如维 A 酸等的使用)或皮肤敏感对外用药物不耐受的患者,不妨试试氢水浴及富氢水饮用,既可改善皮肤损害,又可治疗伴发的代谢性疾病,同时还可避免传统药物可能导致的肝脏功能或肾脏功能的损伤,确实具有进一步加以临床应用之潜能。

(李咏梅 上海中医药大学附属龙华医院皮肤科)

病例3 关节病型银屑病

病情介绍 患者,女性,45 岁,关节病型银屑病史多年。2015 年 10 月 16 日皮疹复发,足趾关节红肿疼痛无法正常穿鞋和伸屈,就诊时见四肢红色斑块伴鳞屑,双足多个趾关节红肿伴有压痛。常规给予：消银合剂（华山医院自制中成药）、甲氨蝶呤、白芍总苷胶囊（帕夫林）、西乐葆、复硅霜（华山医院自制维 E 尿素）外涂；随访肝肾功能及血、尿常规。

治疗经过 常规治疗未改善且出现关节畸形。2016 年 2 月起给予氢水泡浴（氢含量：1.6 ppm；氧化还原电位：−600 mV）治疗，每 3 天一次，共 32 次。

治疗结果 患者皮疹和关节肿痛均明显改善（图 3　关节病型银屑病患者氢水泡浴前后对照，见本书第 116 页）。该患者在结束氢水泡浴治疗后数月，症状复发。在某医院风湿免疫科接受了某单抗类药物注射后，血白细胞减少为低于 2.0×10^{9}/L，停药后要求再次接受氢水泡浴治疗。

医学点评（一） 关节病型银屑病作为非寻常型银屑病，给患者带来的工作和生活质量的影响更大，部分患者因此丧失劳动能力。临床大部分患者需系统使用糖皮质激素、免疫抑制剂或单抗类药物治疗，很多患者在疾病症状缓解的同时出现严重的肝肾功能损害、骨髓抑制、感染和肿瘤。

该患者经富氢水泡浴后，关节肿痛基本消退，身上银屑病皮疹消退亦十分理想，夏季甚至穿上了多年未穿的短袖。由于皮肤光洁度的改善和色素沉着的消退，很兴奋地建议医生也应该多泡富氢水以保养皮肤。

从这例患者的疗效，联想到富氢水泡浴应该可以用于关节炎症性疾病如强直性脊柱炎的治疗。其后在华山医院东院门诊时，恰好有位年轻男性痤疮患者就诊，因其痤疮严重，在详细询问病史中得知患者因强直性脊柱炎经常无法入睡，又没有经济条件使用单抗类药物，由此开始尝试富氢水治疗强直性脊柱炎的临床试验。

（骆肖群　复旦大学附属华山医院皮肤科）

医学点评（二） 银屑病，中医称之为"白疕"，临床可见红斑、鳞屑性皮疹，多呈反复发作之势，极难调治。祖国医学认为"久病则瘀""久病则虚"，大凡气血不足、气血失畅，皆可导致肤失濡养，酿成白疕。古医籍曰"肝主藏血，调畅气机"与气血循行相关，"肝主筋脉，肝血亏虚，筋脉失荣，风寒湿邪入络，损其关节骨骼"，则致关节病型银屑病，临床除皮疹外，还可伴随关节红肿疼痛诸症。中医强调"天人相应、天人合一"，针对由于风寒湿邪痹阻经络关节，气血不足，肤失濡养的关节病型银屑病，理当"寒则热之""虚则益之"，该患者采用氢水泡浴既可温热祛寒、活血通络、消肿止痛，又可润泽肌肤、去屑止痒，同时氢分子还可通过透皮吸收，发挥抗炎症、抗氧化作用，而活性氧的产生和炎症是密切相关的。

有研究表明，氢分子抗炎作用表现为抑制促炎因子如 IL-1β、TNF-α 和 IL-6 的表达上调，同时能下调细胞间黏附分子、IL-12 及干扰素等炎症相关分子，临床上类风湿性关节炎、强直性脊柱炎、关节病型银屑病均为慢性炎症性疾病，传统抗炎药物如甲氨喋呤、环孢素等往往具有增加感染机会、影响血液细胞、损伤肝肾功能等副作用，因此寻找既能抗炎，又没有明显副作用的药物对治疗慢性炎症性疾病至关重要，这也是临床孜孜以求的。

该患者经过富氢水泡浴治疗，不仅银屑病皮疹改善，关节肿痛也得到缓解，提示氢分子可以成为临床治疗关节病型银屑病、类风湿性关节炎、强直性脊柱炎的一种新思路、新策略，其与中医学的顺应自然理念相一致。该患者关节病型银屑病多年，每以秋冬寒冷季节加重，足趾关节红肿疼痛，正如《济生方》中记载，"皆因体虚，腠理空疏，受风寒湿气而成痹也"，倘若常规采用治疗银屑病的凉血清热法治疗该患者，无疑会"雪上加霜"，导致"邪气未去而正先脱矣"，如同西医传统治疗使用免疫抑制剂可致诸多副作用一样，此例氢水泡浴关节病型银屑病正是与中医"以热治寒""扶正祛邪"学术思想相吻合，也体现了中医学"治病求本"的整体观念，大有进一步拓展临床应用之潜力。

（李咏梅　上海中医药大学附属龙华医院皮肤科）

H₂ 2. 重度特应性皮炎

> **病情介绍**　患者，男，21 岁，自幼有"奶癣"、过敏性鼻炎和哮喘，其母亲也有过敏性疾病史。常规服用抗过敏药物，在保湿的基础上外用糖皮质激素和 0.1%他克莫司软膏。2016 年 7 月就诊时皮疹有急性发作倾向，在抗过敏药的基础上加用复方甘草酸苷片（美能）一月余，皮疹并无改善。

治疗经过　在保持原有药物不变的基础上以氢水泡浴（氢含量：1.6 ppm；氧化还原电位：−600 mV），每周两次。

治疗结果　1 个月后皮疹基本消退，患者诉瘙痒缓解，睡眠质量得到提高（图 4　重度特应性皮炎患者氢水泡浴前后对照，见本书第 117 页）。同时，患者自觉哮喘及过敏性鼻炎发作频率较之前几年同时段有所减少。

医学点评　特应性皮炎指具有个人或家族过敏史的患者反复发作的湿疹，皮疹随患者年龄的变化而具有不同的临床特征。近年来，随着环境污染等因素，特应性皮炎的发病率呈逐年上升趋势，在上海等一线城市，发病率已经超过 12%，逐步向发达国家的 20%靠近。特应性皮炎的病因包括遗传易感性、皮肤屏障功能障碍、免疫调节机制紊乱等。患者常需长期服药、涂药，生活质量和睡眠质量严重下降；皮肤感染的概率明显高于其他患者。除皮肤湿疹表现外，同时或先后伴发过敏性鼻炎和哮喘的不在少数。临床治疗以抗过敏药、激素、免疫抑制剂和生物制剂等药物为主，外用激素或钙调磷酸酶抑制剂（如他克莫司和吡美莫司）。

国外多个动物模型已报道给予富氢水饮用后，特应性皮炎模型小鼠皮疹较饮用纯净水的小鼠（对照组）获得改善，皮肤屏障功能有所恢复，同时检测到特应性皮炎相关的 Th2型细胞因子（IL-5、IL-10）及促炎因子（TNF-α）出现显著下降。该名患者在口服药物不变的前提下，加用氢水泡浴，皮疹明显消退，显示了氢分子对特应性皮炎具有很好的辅助治疗作用。迄今为止，共有 20 余例患者接受规则的氢水泡浴，总有效率 63%。由于担心热会使瘙痒加重，故目前氢水泡浴常首先选用 38～40 ℃ 水温和亚急性期或慢性期急性加重的患者。由于氢分子具有很好的抗炎作用，对急性期或合并感染的患者是否具备更好的疗效，值得临床进一步的观察。

（陈圣安/骆肖群　复旦大学附属华山医院皮肤科）

H₂ 3. 顽固性副银屑病

> **病情介绍**　患者，男性，35 岁，工程师。患者于 2014 年起躯干出现散在皮疹，逐渐扩展，不伴瘙痒。在外院按照"湿疹""皮炎"等治疗后效果不佳。2016 年至华山医院皮肤科就诊，皮肤病理证实为"副银屑病"。予窄波 UVB 光疗和帕夫林口服治疗，糖皮质激素软膏外用近 10 个月，患者病情仍有反复。2017 年 3 月于华山医院皮肤科门诊就诊，查体显示胸背部散在大片暗红斑，表面见细小鳞屑，伴有萎缩。再次行皮肤病理检查，仍支持为"副银屑病"。患者较为灰心，拒绝继续光疗。遂推荐患者尝试富氢水泡浴治疗。

治疗经过　患者于 2017 年 3 月起进行富氢水泡浴（氢含量：1.6 ppm；氧化还原电位：-600 mV），每周两次，每次间隔 3～4 日，共进行了 16 次泡浴。其间维持口服帕夫林治疗，外用润肤霜。

治疗结果　患者泡浴 1 个月后皮疹即获得改善：皮疹面积缩小，红斑消退（图 5 大斑块型副银屑病患者氢水泡浴前后对照，见本书第 117 页）。患者泡浴 2 个月后因交通问题停止泡浴，继续维持帕夫林口服治疗及润肤霜外用，随访一年半未出现复发。

医学点评　副银屑病是一组原因不明的以红斑、斑块为特征的慢性鳞屑性炎症性皮肤病，一般无自觉症状或轻度瘙痒，不易治愈。本病好发于青壮年，以男性多见，病因及发病机制尚不明确，发病与感染、免疫、精神、环境、遗传等多因素有关。依据皮损形态，副银屑病可分为小斑块型副银屑病、大斑块型副银屑病。长期随访发现部分小斑块型和多数大斑块型副银屑病可能最终发展为皮肤淋巴瘤（蕈样肉芽肿）。小斑块型副银屑病皮损中炎症性浸润细胞主要是 CD4$^+$ T 细胞，表皮及真皮中朗格汉斯细胞数增加；大斑块型副银屑病中存在显著增多的 CD1a$^+$ 树突状细胞，猜测通过持续抗原刺激诱导 T 细胞克隆增生，最终发展为蕈样肉芽肿。该病病程慢性，缺乏特效治疗手段。目前临床上多采用光疗联合免疫调节治疗，但该方法需要长期维持治疗，病程中存在控制不佳、易复发和不良反应等问题。

氢分子因其独特的抗氧自由基、免疫调节及安全性高等特点，已在多个临床领域得到了应用。目前研究证实，活性氧自由基在该类慢性炎症性疾病的发病过程中起到了重要作用。为此，我们尝试探讨富氢水对临床上难治性副银屑病患者的疗效。2016～2017 年我们共收治了 6 例顽固性副银屑病患者，采取自身前后对照研究，评估患者接受富氢水泡浴 8 周后的皮疹改善程度。6 例副银屑病患者在接受 8 周泡浴后皮损得到改善，分别有 33.3%(2/6) 及 66.7%(4/6) 的患者达到临床完全缓解及部分缓解。值得一提的是，整个研究过程中，氢水泡浴各组无不良反应出现。

四年余，拟诊"副银屑病"接受氢水泡浴的患者共 15 例，总有效率 80%。我们认为对于副银屑病患者，富氢水泡浴可以作为一种有效且安全性高的辅助治疗手段。

（陈圣安/骆肖群　复旦大学附属华山医院皮肤科）

H₂ 4. 皮肤 T 细胞淋巴瘤（蕈样肉芽肿）

病例 1

病情介绍　患者，男，34 岁。2017 年 10 月因"全身皮疹 10 年，加重数月"来华山医院门诊。患者 4 年前有胸腺肿瘤切除史。查体：患者身高 175 cm，体重 85 kg。患者面部、躯干和四肢见多发浸润性红色、暗红色斑块，伴白色细薄鳞屑；浅表淋巴结肿大。皮肤病理活检考虑"真皮浅层苔藓样淋巴细胞浸润，并向表皮内浸润，部分细胞不典型，毛囊上皮及其周围也有较多淋巴细胞浸润，考虑蕈样肉芽肿"。复旦大学附属肿瘤医院免疫组化结果为"考虑皮肤 T 细胞淋巴瘤，倾向蕈样肉芽肿"，TCR 基因检测到克隆性重排，肿瘤医院完善检查排除了其他部位病灶，暂不考虑化疗。

治疗经过　在等待肿瘤医院检查结果的两周中，患者接受每周两次氢水泡浴（氢含量：1.6 ppm；氧化还原电位：－600 mV），皮疹获得明显改善。其后华山医院皮肤科给予甲泼尼龙片 16 mg、胸腺肽胶囊每天 15 mg、白芍总苷（帕夫林）早中晚各两粒口服，外涂 0.1% 他克莫司软膏（普特彼）。

治疗结果　患者每周两次的氢水泡浴除节假日外基本坚持，治疗半年后除臀部皮疹尚有少量浸润性外，其余皮疹和肿大的浅表淋巴结基本消退〔图 6　皮肤 T 细胞淋巴瘤患者(病例 1)氢水泡浴前后对照,见本书第 118 页]。患者体重由 85 kg 减至 75 kg,腰围从 101 cm 减至 94 cm。甲泼尼龙片减为 8 mg/d。

病例 2

病情介绍 患者,男,25 岁。2015 年因"皮疹伴瘙痒 7 年"来华山医院门诊。体检见:胸背大面积褐色肥厚斑块,其间见串珠状实质性丘疹。皮肤病理活检示"真皮浅层细血管周围及部分毛囊周围灶性淋巴细胞浸润,刚果红染色(+)",考虑"皮肤淀粉样变性",给予对症治疗。2016 年和 2017 年间活检结果同前。2018 年 4 月患者皮疹进一步发展,再次活检发现:"表皮片状角化不全,灶性基底细胞空泡变性,真皮浅丛细血管周围小片状淋巴细胞浸润,部分侵入表皮,极少数核大、深染,考虑大斑片型副银屑病、蕈样肉芽肿可能。"复旦大学附属肿瘤医院病理科会诊,免疫组化和基因重排结果证实为"皮肤 T 细胞淋巴瘤,倾向蕈样肉芽肿"。肿瘤医院完善检查排除了其他部位病灶,暂不考虑化疗。

治疗经过 给予甲氨蝶呤(MTX)、胸腺肽胶囊、白芍总苷(帕夫林)口服,保湿霜外涂,皮疹消退欠佳。加用氢水泡浴(氢含量:1.6 ppm;氧化还原电位:-600 mV),每周两次。

治疗结果 治疗 8 个月后皮疹明显改善,且随访至治疗后 18 个月保持稳定[图 7 皮肤 T 细胞淋巴瘤患者(病例 2)氢水泡浴前后对照,见本书第 119 页],至北京友谊医院皮肤科活检除"皮肤淀粉样变性"外无阳性发现;在华山医院再活检亦未发现肿瘤证据。

病例 3

病情介绍 患者,女,28 岁。从 2009 年开始因"全身皮疹伴瘙痒"在华山医院皮肤科门诊和病房治疗。至 2015 年共皮肤活检三次,病理显示"表皮弥漫性角化不全,棘层肥厚,伴海绵水肿,真皮浅、中部细血管周围片状淋巴细胞及较多嗜酸粒细胞浸润,并外渗至表皮",诊断为"副银屑病"。2016 年 1 月,躯干部皮疹有明显浸润性,遂给予第四次活检,结果显示为"蕈样肉芽肿"。

治疗经过 在保持原抗过敏药物口服及胸腺肽 α_1 皮下注射的基础上,加用氢水泡浴(氢含量:1.6 ppm;氧化还原电位:-600 mV),每周两次。

治疗结果 治疗 1 个月后皮疹好转，3 个月后皮疹已基本消退，药物亦基本停用。治疗 5 个月和 15 个月随访皮疹无复发。[图 8　皮肤 T 细胞淋巴瘤患者(病例 3)氢水泡浴前后对照,见本书第 120 页]其间停氢水泡浴半年左右皮疹复发,再次泡浴又消退。以氢水泡浴每周一次的频率维持,皮疹未再发。

医学点评(一) 皮肤淋巴瘤,尤其是 T 细胞淋巴瘤,在临床中越来越常见,许多患者在疾病早期常被误诊为湿疹、神经性皮炎、银屑病和色素性紫癜性苔藓样皮炎等,也有部分患者从大斑片型副银屑病发展而来。恶性程度虽然不算高,但是仍有一定的转移率和死亡率,临床治疗存在一定的难度。干扰素、免疫抑制剂、光疗或化疗都是临床常用的治疗方法。

这三位患者在皮肤病理活检确诊为皮肤淋巴瘤后,都在复旦大学附属肿瘤医院病理科做了免疫组化和基因重排进一步确诊,完善检查排除了内脏转移和骨髓受累,肿瘤医院会诊后暂时不考虑化疗。三位患者使用胸腺肽、甲氨喋呤等均未使皮疹消退,病例 1、病例 2 对光疗不能耐受,在采用氢水泡浴后皮疹均明显改善。

病例 1 在确诊前三年就有"胸腺瘤"切除史,就诊时浸润性皮疹泛发,氢水泡浴已有三年,大部分皮疹已不具有浸润性。

病例 2 是在加拿大读大学的沈阳男孩,来华山医院就诊的最初三年皮疹不典型,病理活检结果除"皮肤淀粉样变性"外无阳性发现,但是患者依从性非常好,每次假期均从沈阳赶到上海复诊。2018 年确诊为皮肤 T 细胞淋巴瘤后,为治病休学半年,在上海坚持每周两次的氢水泡浴,持续半年后皮疹浸润度基本改善,在北京友谊医院和华山医院先后两次活检均未再发现异形细胞,于 2018 年圣诞节回加拿大复学,其间回访一次皮疹稳定。

病例 3 的病史长达七、八年,从大学生至成为某跨国企业的财务,在华山医院住院 4 次,皮肤病理活检 6 次,住院时使用过激素和免疫抑制剂。氢水泡浴后皮疹完全消退,停泡浴半年后复发,再次泡浴后又完全消退。目前已基本停口服药物,仅以氢水泡浴维持。

氢分子泡浴在这三例皮肤 T 细胞淋巴瘤中显示了很好的治疗效果,为皮肤 T 细胞淋巴瘤的治疗提供了安全有效的新方法。氢分子逆转皮肤淋巴瘤的机制尚有待于进一步的研究揭示。

（**骆肖群**　复旦大学附属华山医院皮肤科）

医学点评(二) 这三个病例典型的病理特征是 T 细胞增生伴有皮肤损伤,虽然诊断和治疗初期不尽相同,但在目前常规治疗下,并未完全缓解。后经皮肤活检确认为皮肤淋巴瘤,并得到复旦大学附属肿瘤医院免疫组化确认。而另一个共同特征为在加用氢水泡浴后,一般为每周二次,持续八周,皮疹明显消退。更有趣的是,氢水泡浴结束后部分病例在随后随访的两年未复发,有的病例停用氢水泡浴一段时间复发,但再次接受氢水泡浴后,皮疹可再次缓解。从中我们可以得出这样一些结论:①氢水泡浴对 T 细胞淋巴瘤引起的皮肤损伤有明显的效果;②氢水泡浴对无内脏侵犯的 T 细胞淋巴瘤有明确的治疗效果;③氢水泡浴对药物不敏感的难治性和反复发作的 T 细胞淋巴瘤仍然有效。

据此,结合氢水热浴疗的特点,我们推测可能的机制在于:氢水泡浴时,依靠氢气和热发挥作用。氢气分子由于体积小,容易自由穿过人体各种组织,自由扩散进细胞及细胞器,更全面和更迅速地发挥作用。加热了氢气分子,理论上它的布朗运动更快,扩散更迅速。这类疾病中,氢气的作用可能在于:①热传递,直接的布朗运动传递(虽然氢分子比热较小,靠物理运动携带热能不多,但优秀的穿透能力,是其他分子不能比拟的);②与细胞内活性物质作用,释放热量,这些活性物质包括但不限于氧自由基。在线粒体以外的氧自由基与氢气反应产生的热量对细胞是会引起应激反应的,这对于本身应激负荷的肿瘤来说,无异于落井下石,加速其死亡;③与线粒体内的自由基作用,引起肿瘤能量亏空;④可能与细胞内其他活性物质作用,如细胞增殖相关的信号分子,减弱细胞增殖信号。至于是否通过其他机制,如激活抗肿瘤免疫等尚缺乏证据。

此外,对于病例 2,我们连续观测了患者富氢水热疗开始时、进行中和结束时肠道菌群的变化,并分析这些菌群潜在功能,提示随着富氢水热疗使用,菌群的促炎能力下降,这可能对患者疾病改善起一定作用。

这些观察性研究给我们提出了更多思考和有价值的线索,如:是否可以用于其他肿瘤? 是否可与现有的肿瘤治疗措施联用? 与哪些措施联用会起到增效作用? 其他非肿瘤类增生性疾病是否有效? 是否可用于代谢介导的疾病? 等等。

当然,对于类似的淋巴细胞增生性疾病,我们也需要根据不同病理分型和分期进行更多的尝试,并在条件允许下,开展前瞻性临床研究。同时在解析机制方面,我们需进一步关注疾病及干预过程中的病理和免疫学特征,及它们的变化规律。这可能为明确这些疾病发生、发展的规律,制定针对性治疗提供有价值的信息。

（赵　超　复旦大学教育部/卫生健康委/医科院医学分子病毒学重点实验室）

H₂ 5. 急性痘疮样苔藓样糠疹

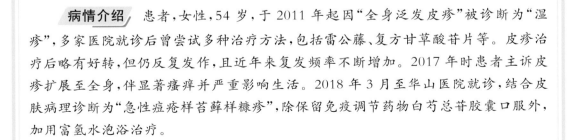

病情介绍　患者,女性,54 岁,于 2011 年起因"全身泛发皮疹"被诊断为"湿疹",多家医院就诊后曾尝试多种治疗方法,包括雷公藤、复方甘草酸苷片等。皮疹治疗后略有好转,但仍反复发作,且近年来复发频率不断增加。2017 年时患者主诉皮疹扩展至全身,伴显著瘙痒并严重影响生活。2018 年 3 月至华山医院就诊,结合皮肤病理诊断为"急性痘疮样苔藓样糠疹",除保留免疫调节药物白芍总苷胶囊口服外,加用富氢水泡浴治疗。

治疗经过 患者于 2018 年 3 月起进行富氢水泡浴,每周 2 次,每次间隔 3～4 日,共进行了 8 次泡浴(氢含量:1.6 ppm;氧化还原电位:−600 mV)。其后维持每周一次的泡浴近一年。此外,患者在治疗期间服用富氢水,每天 3 袋(氢含量:1.6 ppm;氧化还原电位:−600 mV;每包 500 mL)。患者同时服用白芍总苷胶囊(帕夫林),外用激素软膏。

治疗结果 患者泡浴 4 周后皮疹即获得显著改善,皮疹无新发,原有皮疹及瘢痕消退。维持治疗中皮疹仅有偶尔零星反复(图 9 急性痘疮样苔藓样糠疹患者氢疗前后对照,见本书第 121 页)。此外,患者原有的面部黄褐斑也获得显著改善。

医学点评 本病病例为中年女性,慢性病程近 8 年,临床及病理诊断为急性痘疮样苔藓样糠疹。该病属于苔藓样糠疹的急性型,但部分患者可同时或者先后表现出急性痘疮苔藓样糠疹(如本例患者)和慢性苔藓样糠疹的表现,说明了苔藓样糠疹的病谱性。该病病因未明,多认为是对某种感染(EB 病毒、人巨细胞病毒、HIV)的超敏反应,但目前均未能分离到相关病原体,亦有专家认为该病可能是一种克隆性 T 细胞增生性疾病。急性痘疮样苔藓样糠疹好发于青壮年,皮损多形性,随病期变化而变化。特征性表现为早期出血坏死性丘疹,晚期萎缩性痘疮样瘢痕,呈向心性分布。虽大多为自限性病程,但也有数年不愈或转化成蕈样肉芽肿及淋巴瘤样丘疹病的报道。

因本病病因未明,目前治疗多针对可能的感染因素及血管病变。抗生素诸如大环内酯类或四环素类是目前主要的治疗药物,也可使用免疫抑制剂如雷公藤或甲氨蝶呤,但这类药物不良反应较显著,不适合临床长期维持治疗。部分患者光疗有效。本例患者曾尝试多种免疫抑制剂治疗,但整体疗效欠佳,调整治疗方案给予免疫调节治疗结合富氢水口服、泡浴治疗,皮疹在一个月内获得显著改善,维持一年无反复。因氢分子具有选择性抗氧自由基及免疫调节的特点,对该类急、慢性炎症性疾病具有一定的调节作用。值得一提的是,治疗过程后患者主诉原有黄褐斑好转,为我们后续采用富氢水治疗黄褐斑提供了临床线索。目前为止,共有 4 例急性痘疮样苔藓样糠疹患者接受了氢水泡浴,都取得了很好的疗效。

(陈姿桦/骆肖群 复旦大学附属华山医院皮肤科)

⒣ 6. 荨麻疹性血管炎

病情介绍 王某某,男性,49 岁。2018 年 7 月开始出现全身皮疹,曾在其他医院就诊,考虑"荨麻疹"给予抗过敏药,皮疹无改善。2018 年 8 月给予甲泼尼龙每天 3 粒口服,但停药即复发。2018 年 9 月来华山医院就诊,追问病史,皮疹消退时间都在一天以上,遂做皮肤病理活检,确诊为"荨麻疹性血管炎",给予白芍总苷胶囊(帕夫林)、胸腺肽肠溶胶囊及依巴斯汀片(开思亭),但皮疹仍频发。

治疗经过 2018年10月患者开始尝试氢水泡浴(氢含量：1.6 ppm；氧化还原电位：－600 mV)，泡浴后当日和其后一天皮疹出现泛发(图10 荨麻疹性血管炎患者氢水泡浴后皮疹变化对照，见本书第122页)，曾在网络询问，告知有其他患者也发生过类似情况，只要没有胸闷和呼吸困难等不适，可以观察一段时间。

治疗结果 患者保持每三天泡浴一次的治疗频率，其后每天发作数量越来越少，皮疹消退也逐步加快。至2019年春节(治疗2个月后)，皮疹已基本不发(图11 荨麻疹性血管炎患者氢水泡浴前后对照，见本书第122页)，遂停氢水泡浴。其后患者在通宵工作时偶有皮疹复发，但消退快，少量抗过敏药即可控制。

医学点评 荨麻疹性血管炎是白细胞破碎性血管炎，皮疹像风团，但一般消退时间超过24小时，消退后留有色素沉着，临床常被误诊成普通的"荨麻疹"，但该病病情加重后可造成内脏损害(包括出现蛋白尿、关节疼痛等)。临床治疗较为棘手，普通抗过敏药物治疗往往无效，部分患者需要系统激素维持治疗，严重病例可能需要合并使用免疫抑制剂或生物制剂。

目前本病具体发病原因尚不明确，多数认为可能属于免疫复合物所致的Ⅲ型变态反应性疾病，认为可能是化学物品、药物或感染的病原体抗原，通过免疫复合物的沉积及补体系统的激活，产生炎症介质后损伤血管内皮细胞引起超敏性血管炎。也有研究指出，本病可以见于某些结缔组织病，如系统性红斑狼疮、皮肌炎等。

该患者对本次治疗前后的所有症状都做了详细的记录，同时记录了包括情绪在内的所有可能的诱因。在进行氢水泡浴前查阅了很多和氢相关的文献。泡浴后出现皮疹泛发的情况(之前有另一名女性中年患者同样出现此类情况，1个月后所有症状都消退且停药)，吻合中医"透疹"的状态，患者在没有出现其他不适的情况下坚持泡浴，两周后情况就有明显改善。除他以外，尚有其他数名病患者也取得了一样的疗效。该名患者经过此次疾病，对过去的生活节奏和状态做了深刻反思和调整，同时纠正了高血压和骨质疏松。

(**骆肖群** 复旦大学附属华山医院皮肤科)

H₂ 7. 青斑性血管炎

病情介绍 患者，女，15岁，因"双下肢红斑、溃烂伴疼痛1年余"于2019年2月来华山医院门诊。患者1年多来在新疆等多地就诊和住院，经皮肤病理活检证实为"青斑性血管炎"，查自身免疫相关指标、抗心磷脂抗体、出凝血功能指标均未见异常，但存在蛋白尿。外院先后给予中草药、糖皮质激素以及免疫抑制剂口服，但皮损经久不愈，溃烂面位于足踝且深及筋膜，有脓性分泌物，患者因彻夜疼痛无法正常睡眠和行走；此外患者蛋白尿长期存在。

治疗经过　门诊给予白芍总苷胶囊早中晚各两粒、胸腺肽胶囊每天 15 mg，复方甘草酸苷片（美能）早中晚各两粒口服，在此基础上，加用富氢水早晚口服各一袋和湿敷患处各一小时（氢含量：1.6 ppm；氧化还原电位：−600 mV；500 mL/袋）。每月复诊，每次复诊到达和离开时均进行氢水泡浴（氢含量：1.6 ppm；氧化还原电位：−600 mV）。

治疗结果　治疗后 3 个月皮疹显著好转，留局部湿疹样改变；尿蛋白消失。加用抗过敏药，治疗后 6 个月皮疹已基本愈合，患者所有症状均消退（图 12　青斑性血管炎患者氢水泡浴前后对照，见本书第 123 页）。

医学点评　青斑性血管炎，又称节段性透明性血管炎，是一种累及真皮小血管的慢性复发性节段性血管炎，一般好发于中青年女性的足踝部，在两下肢细小血管病变的基础上发生溃疡，临床主要表现为双小腿的瘀斑、疼痛性溃疡，以及愈合后遗留星状象牙色萎缩性瘢痕。由于病情迁延，严重影响患者的生活质量。

本病的病因、发病机制尚不明确，可能与微循环高凝状态及自身免疫相关。近来国内外研究显示，该病可能与脂蛋白 a、高同型半胱氨酸血症有关。临床上常给予活血化瘀的中药、免疫抑制剂和糖皮质激素治疗，部分患者可出现蛋白尿、脑电图异常等表现。研究显示，氢水通过减少氧化应激可以改善脂蛋白、胆固醇等脂代谢紊乱，同时降低炎症因子水平。该患者皮疹和疼痛症状严重，在外院已经给予活血化瘀的中药及激素治疗。给予富氢水口服、湿敷和数次泡浴后，经久不愈的溃疡面愈合，瘀斑消退，疼痛消失，显示了氢分子对此类顽疾很好的治疗作用。

（王兰庭/骆肖群　复旦大学附属华山医院皮肤科）

H₂ 8. 皮肤感染性溃疡

病例 1

病情介绍　女性，62 岁，职业为文印室文员。2017 年 7 月 17 日至 2017 年 7 月 27 日于华山医院皮肤科住院确诊为"寻常型天疱疮"，使用糖皮质激素、丙种球蛋白治疗，皮疹得到有效控制。出院后在华山医院"自身免疫性疱病门诊"就诊，激素逐渐减量。在激素的减量期间，她的右胫前出现红斑伴溃疡，溃疡逐渐加深且增大至 5～8 厘米不等。免疫性疱病专病医生对创面反复进行病原菌培养，先后显示克氏枸橼酸杆菌、互隔交链孢霉及金黄色葡萄球菌。后患者至华山医院感染科就诊，感染科医生根据创面病原菌检查结果先后给予左氧氟沙星片、伊曲康唑胶囊、伏立康唑、SMZco（每片含磺胺甲噁唑 400 mg、甲氧苄啶 80 mg），在治疗 2 个月后，患者出现了较为严重的肝功能异常（多项肝酶指标超出正常值 3 倍以上）。为此，感染科医生建议患者先停止口服抗生素,给予保肝治疗。在停用抗生素治疗 1 个月后,患者的创面溃疡仍有扩展倾向,且上覆有较厚的结痂,压之有脓性渗液,创面培养仍显示有"互隔交链孢霉"的感染。

治疗经过 外敷富氢水(氢含量:1.6 ppm;氧化还原电位:−600 mV)每日 2 次,每次 1 小时。

治疗结果 治疗 1 周左右的时候溃疡明显好转,10 周后皮疹愈合[图 13 皮肤感染性溃疡患者(病例 1)氢水外敷前后对照,见本书第 124 页]。复查创面真菌镜检、细菌和真菌培养均阴性。相关论文已在 *Dermatologic Therapy* 杂志上发表。

病例 2

病情介绍 男性,50 岁,职业为农民。华山医院"免疫性疱病门诊"诊断为"寻常型天疱疮",据其疾病严重程度给予口服糖皮质激素治疗。1 个月后,患者右足踝内上方出现长径 8 厘米大小三角形溃疡,表面有厚痂、轻压可见脓液渗出,脓液培养为"嗜水气单胞菌"。由于患者因经济原因拒绝价格较贵的口服抗生素治疗,因此专病门诊医师建议其尝试富氢水外敷治疗。

治疗经过 外敷富氢水(氢含量:1.6 ppm;氧化还原电位:−600 mV)每日 2 次,每次 1 小时。

治疗结果 在治疗 1 周左右的时候溃疡好转,10 周后皮疹愈合[图 14 皮肤感染性溃疡患者(病例 2)氢水外敷前后对照,见本书第 124 页]。复查创面真菌镜检、细菌、真菌培养均阴性。相关论文已在 *Dermatologic Therapy* 杂志上发表。

医学点评(一) 天疱疮是皮肤科最为严重的自身免疫性疾病,患者发病时皮肤、黏膜出现红斑和松弛性水疱,水疱易破溃形成糜烂面。发病面积广泛时,常引起严重甚至致命的感染,危及患者生命。迄今为止糖皮质激素仍是该病治疗最有效的手段之一,文献报道在使用糖皮质激素治疗前,天疱疮的死亡率超过七成。然而,患者在糖皮质激素逐步减量的过程中常常出现各种并发症,包括条件致病菌的感染。由于患者本身的免疫功能紊乱,全身状况一般都比较差,经常在摔倒或皮肤划伤后出现皮肤条件致病菌的感染,治疗非常棘手。我们曾经治疗过一例摔倒后下肢破溃出现条件致病菌感染的患者,在大剂量抗生素和患者自行服用中草药治疗的过程中,出现严重的血小板下降和肝肾功能损伤,最后因弥散性血管内凝血(DIC)死亡,给大家留下深刻的印象。

这两位患者均在未使用系统抗感染治疗的情况下，单独外用富氢水湿敷，起效快且无任何副作用。与此同时，在华山医院"药疹、大疱病和血管炎医联体"微信平台上，2018年8月有辽宁营口市中心医院皮肤科的王樱医生，将富氢水用于硬皮病患者久治不愈的足部溃疡上，也在很短的时间内看到较好的效果。我们也将富氢水用于长期卧床的患者所出现的褥疮，可惜照片未能及时保留，患者家属反馈外用富氢水三周后骶部溃疡面全部消失。

因此，我们认为富氢水湿敷为慢性皮肤溃疡（包括褥疮以及糖尿病足等）的治疗提供了崭新的思路，当然尚需要更多的实践和研究来进一步了解它的作用范围和机制。由于氢的独特性，治疗过程中需注意：①由于富氢水中氢的弥散入组织需要一定的时间，其暴露空气后易逃逸。因此，湿敷的时间建议在半小时以上；每次打开富氢水后及时使用完，剩下的富氢水不建议重复使用，以免效价过低影响疗效（两例患者都是将多余水自行饮用）。②需坚持每日使用且持续至少1周以上。③湿敷所用的纱布建议每次更换。

（*杨凡萍/骆肖群* 复旦大学附属华山医院皮肤科）

医学点评（二） 病例1患者曾到我门诊治疗。免疫低下患者感染病变是较为复杂的临床难题之一。

按照感染性疾病的常规治疗，往往是见细菌杀细菌、见真菌灭真菌。经过针对性的治疗一般也能够取得非常良好的效果。但是在免疫低下人群的激素治疗中，情况就变得极为复杂。

这个病例，从机制上讲，就是因为机体的皮肤受到了原因不明确的免疫攻击，造成皮肤的损害，这种原因不明的免疫性攻击我们常将其列入自身免疫性疾病的范畴，从机制上讲治疗的策略自然是抑制过强免疫对机体造成的自身损害。患者接受以激素为主的免疫抑制治疗是常规性的治疗，该患者的皮肤创面在早期也得到了很好的恢复。但这仅仅是疾病的一个方面，在免疫被抑制的同时，自然界和机体自身体内或者皮肤表面存在的大量细菌或者真菌就会乘虚而入，发生继发性的细菌或者真菌感染。环境中以及机体皮肤表面广泛存在或者定植的细菌在我们人体免疫功能正常时是极为"安静老实"的，此时却纷纷"叛乱"，在失去免疫功能保护的受损害皮肤上过度繁殖，并在因为天疱疮疾病受损害的皮肤病灶上造成二次损害。

这个时候，我们的治疗策略也沿用在普通患者中常用的见细菌杀细菌、见真菌杀真菌的策略。经过抗菌治疗，患者在早期的治疗过程中病情曾经得到好转，但是抗菌治疗何时可以停止呢？需知长期应用抗菌治疗也会导致抗菌药物相关性不良反应的。所以治疗策略上就需要既要逐渐能够降低激素的用量，同时需要皮肤病灶能够快速得到愈合，构建皮肤的免疫屏障，而单纯靠抗菌药物的治疗已经难以保证局部创面的彻底恢复和免疫屏障的构建。

此时,皮肤科专家推荐了氢水的外敷,希望既有助于隔离环境和皮肤上细菌对病灶的侵袭,也促进皮肤正常组织的生长,最终能够成功构建皮肤屏障,而且不再需要使用抗菌药物。由于抗菌药物治疗已经停止,我们就又把防止细菌和真菌再次感染的任务移交给了皮肤科专家。非常欣喜地看到即使在停用抗菌药物之后,在持续富氢水外敷的过程中,患者的皮肤病灶上也不再发生细菌和真菌的二次繁殖和侵犯,并且皮肤伤口开始出现愈合,成功构建了皮肤免疫屏障。

该案例对于免疫功能低下患者的皮肤感染是一个很好的治疗新探索,给予富氢水辅助治疗可以促进局部伤口的愈合和皮肤屏障的重建,值得临床中去进一步尝试和验证。

（张文宏　复旦大学附属华山医院感染科）

H₂ 9. 白塞病

病情介绍　患者,女,31 岁,2018 年 6 月因"口腔、外阴溃疡伴四肢疼痛结节反复 4 年"前来就诊。该患者此前曾在外地各大医院就诊,考虑"白塞病"给予激素、雷公藤、复方甘草酸苷片、替普瑞酮、血栓通和硫唑嘌呤口服,干扰素凝胶外用,口服激素减至四粒时外阴溃疡便开始复发。查体：牙龈多处红肿破溃、舌部侧面多发溃疡;外阴多发溃疡;四肢(尤其下肢)多发皮下结节伴压痛,下肢肿胀。因患者在外院的活检报告遗失,故再行下肢皮肤活检,结果为："皮下组织间隔增宽,纤维血管组织增生,局部区域中性粒细胞聚集,血管周围及胶原束周围也有散在中性粒细胞及淋巴细胞浸润,提示为间隔性脂膜炎,可符合白塞病。"

治疗经过　在排除结核以及内脏和大血管病变的前提下,嘱其每周减一粒激素,改服硒酵母片早中晚各 2 片、白芍总苷胶囊早中晚各 2 粒;口腔每日以 15 mL 康复新液加 5 mg 地塞米松针剂含漱 15 分钟,平日以富氢水含服;同时外用富氢水湿敷外阴溃疡(氢含量：1.6 ppm;氧化还原电位：－600 mV;500 mL/袋),2 次/日,每次 1 小时;辅以氢水泡浴(氢含量：1.6 ppm;氧化还原电位：－600 mV)每周 2 次,每次间隔 3～4 天。

治疗结果　2 个月后患者口腔、外阴溃疡基本消失,四肢结节减少(图 15　白塞病患者氢疗前后对照,见本书第 125 页)。半年后,下肢结节仅在久站后偶有发作。氢水泡浴改为每周一次维持。

医学点评　白塞病是一种系统性炎症性疾病,以非特异性血管炎为主要病理损害,我国发病率大约为 14/10 万人年,患者多为男性。典型的临床表现为反复发作的口腔溃疡、眼葡萄膜炎、生殖器溃疡"三联征",可伴有关节炎、多发性血管栓塞及皮肤、消化道、神经系统损害。

白塞病的发病机制仍不甚清楚，可能与遗传、免疫异常、感染、生活环境等因素有关。目前对于白塞病尚无特效的治疗方法，治疗的主要目的是减轻症状，减少复发，延缓病情进展，预防严重并发症的发生。药物治疗主要集中在抗炎和免疫抑制方面，包括雷公藤、糖皮质激素、秋水仙碱、沙利度胺、环磷酰胺、环孢素、硫唑嘌呤等。然而这些药物，不论是单用或是联合，在前期的研究中并不能完全控制炎症或阻止疾病的进展。

随着对该病发病机制研究的深入，近年来生物制剂成为该病治疗热点，其中应用较多的为肿瘤坏死因子-α（TNF-α）抑制剂，但该类药物价格昂贵，长期安全性有待时间考量。由于氢分子可以通过多个途径调节免疫反应，包括抑制促炎因子和炎性因子，如 TNF-α、IL-1β、IL-6、IL-12、CCL21 和 IFN-γ 等的表达，从机制上为此病的治疗提供了可行性。

本例患者在包括激素在内的常规药物治疗无效的情况下，加用富氢水口服、外用及泡浴治疗。患者初次就诊时由先生陪伴，库欣综合征面容伴发痤疮，情绪低落。她先生说到处都看了，不吃激素没法活。患者依从性非常好，来上海泡浴时最长一次的单程路程花了 6 小时。经过半年治疗，患者除皮疹消退外，容光焕发。2019 年 6 月患者带孩子来上海迪斯尼乐园玩耍，复诊时她说："骆医生，站了一整天，皮疹一个都没有发！"

（骆肖群　复旦大学附属华山医院皮肤科）

H₂ 10. 系统性硬化症

病情介绍　胡某，女，18 岁，学生。就诊前 2 年余，患者无明显诱因出现双手遇冷变白变紫，伴双手手指肿胀及晨僵，遂于当地医院就诊，查 RF 37 U/L，ESR 66 mm/h，CRP 28.2 mg/L，诊为"类风湿关节炎"，予口服甲氨蝶呤、塞来昔布等药物。3 个月后双手手指肿胀及晨僵改善，因患者出现血清转氨酶增高，停服上述药物一年余。但患者仍有显著雷诺病征，并逐渐出现右臂后侧近肘关节部皮肤变硬，遂于我院求治。查体见双手诸指轻度肿胀，皮纹消失，右上肢呈带条状发硬紧绷，难捏起，皮色变暗，未见明显关节肿胀、变形及活动受限。予查 ANA 抗着丝点型 1：1 000 阳性，抗着丝点抗体阳性，肺弥散功能正常，无间质性肺病，无肺动脉高压，甲襞循环减弱，符合2013 年 EULAR/ACR 制定的系统性硬化症（SSC）诊断标准，诊断为局限性系统性硬化症。

治疗经过　明确诊断后，即给予 0.1% 他克莫司软膏外涂于硬化皮损处，口服白芍总苷 0.6 克每日 3 次治疗，患处皮肤稍有软化，并于 2016 年 6 月 29 日起给予富氢水浴（氢含量：1.6 ppm；氧化还原电位：-600 mV），每隔 3 日 1 次，共 9 次（水温 38～42 ℃），其后患者因个人原因返乡暂停。2017 年 1 月患者复诊，继续接受上述富氢水浴 7 次，共计 16 次。

治疗结果 接受富氢水浴前,患者右臂皮损呈条带样,局部变硬紧绷,皮色变暗(图 16 SSC 患者氢水泡浴前局部皮损照片,见本书第 125 页)。接受上述水疗 9 次后,患者皮损面积缩小,皮损边缘皮肤逐渐软化(图 17 SSC 患者氢水泡浴 9 次后局部皮损照片,见本书第 125 页)。接受第二阶段 7 次(共计 16 次)水疗后,患者右臂皮损范围进一步缩小,颜色减淡,边缘及中间皮肤进一步软化(图 18 SSC 患者氢水泡浴 16 次后局部皮损照片,见本书第 125 页)。

医学点评

系统性硬化症,又名硬皮病,是一类由自身免疫功能紊乱所导致的以局限性或弥漫性皮肤增厚、纤维化为特征的结缔组织病。病因尚未明确,可累及多器官、系统,严重时可危及生命。在治疗上,目前尚无特效药物及根治手段,常以口服糖皮质激素和/或免疫抑制剂为主,同时配合对症治疗。研究表明,静脉注射或口服 MTX 有助于延缓皮损病情进展。但本例患者服用该药物后出现转氨酶增高,故未能继续使用。

鉴于患者就诊期间主要临床表现以皮损为主,尚无明显重要脏器累及证据,故诊断为局限性系统性硬化症,不考虑 CTX 冲击治疗。在口服白芍总苷和外用他克莫司软膏基础上,加用富氢水泡浴,使患者局部皮损获得显著改善。基于氢分子的疾病干预措施是近年来的研究热点,研究显示对于肿瘤、自身免疫病和多种慢性疾病均有较好的辅助治疗作用。其作用机制可能与下列因素相关。

(1)有研究表明,与健康对照组相比系统性硬化症患者呼气冷凝物中的过氧化氢水平显著增高,表明该病病理过程可能与活性氧密切相关,而研究证实氢气具有抗氧化效应。

(2)多种炎性因子活化导致的皮肤、血管自身免疫性炎症,是系统性硬化症的基本病理表现。而研究发现,氢气具有抗炎效应。

（王　骁/苏　励　上海中医药大学附属龙华医院风湿科）

H₂ 11. 黄褐斑

病情介绍 患者女,50 岁。1998 年 2 月因工作调整,夜班工作后面部出现黄褐色不规则斑片,对称分布于眶周、额部及两颊等处,光照后加重。诊断为"黄褐斑",患者未予重视及治疗,未完善内分泌相关检查,否认家族史。2000 年华山医院中医科就诊,口服中药 1 个月后,黄褐斑无明显好转,自行停药。其后未予治疗。

治疗经过 2018 年起口服富氢水,每日 2～3 杯(氢含量:1.6 ppm;氧化还原电位: -600 mV;500 mL/杯)。

治疗结果 黄褐斑面积减少，同时较前减淡（图 19 黄褐斑患者口服氢水治疗前后对照，见本书第 126 页）。

医学点评 该名患者是华山医院护士，面部黄褐斑和继发性眶周褐青色斑多年，在医院同仁中是比较严重的。在听到我们讨论氢分子课题后，自己开始饮用日产制氢机（效价经过测定）制作的氢水，每天 2～3 杯，一月后大家惊觉她面部的色素明显消退（改善约50%）。图 19（见本书第 126 页）是她在饮用氢水一个月后拍的，其后的饮用仍显示出效果，在经历大夏天后色素仍有改善。

黄褐斑为色素性疾病，给患者的外貌带来很大影响，治疗上激光和果酸焕肤往往效果欠佳，口服的氨甲环酸又存在一定的副作用导致很多患者不敢轻易使用。氢分子的强还原作用，在色素性疾病的治疗中应该具有很大的潜力，值得进一步深入挖掘。

（王兰庭/骆肖群 复旦大学附属华山医院皮肤科）

H₂ 12. 强直性脊柱炎

病情介绍 张先生，银行职员，40 岁，却已被腰背痛折磨了快 5 年。他每天晨起翻身困难，总要活动大半天腰背痛才能略有缓解，而且不光是腰背痛，他还时常要出现踝关节、肩关节的肿痛，严重影响了他的日常生活及工作状态。

治疗经过 5 年来，张先生四处辗转就医。他曾在上海的几大医院风湿科就诊，医生让他做了一系列检查，骶髂关节 CT 提示双侧的骶髂关节炎，HLA－B27（＋），通过关节B 超也发现了踝关节、肩关节的多处肌腱附着点的炎症，血沉、C 反应蛋白这些炎症指标都明显升高，明确诊断为"强直性脊柱炎"。当时专业的风湿科医生都建议他正规使用生物制剂治疗，张先生听取了医生建议，使用了生物制剂。在足量使用生物制剂 3 个月后，张先生的腰背痛、踝关节和肩关节疼痛都有明显好转，血沉、C 反应蛋白这些提示炎症活动的指标也都有显著下降，由于生物制剂价格昂贵，并存在感染等风险，根据治疗原则，风湿科医生建议其减量使用生物制剂，并考虑最终逐渐转化为口服药物序贯治疗，此时的张先生似乎看到了治疗后的柳暗花明。但是在生物制剂减量使用之后，张先生觉得自己的腰背痛总是像影子一样追随着他，时好时坏，时轻时重，挥之不去，于是张先生又将生物制剂用量恢复到了原来的剂量。之后，张先生又反复尝试减量了多次，但都达不到理想的效果。就在 1 年多前，张先生来到了我院，寻求西药之外的其他治疗，此时我院风湿科正在开展富氢水治疗强直性脊柱炎的临床研究，于是张先生就欣然同意，参加了此项临床研究。

在给予张先生生物制剂减量治疗的基础上，让张先生尝试增加富氢水浴，每周 2 次，共 16 次,治疗疗程共 8 周,每次持续时间 10～15 min,水疗时头部以下身体全部浸没在含有高浓度氢分子的温水中,富含氢分子的水具有以下理化性质:pH 6.8～7.3,温度 38～42 ℃;氢分子浓度 1.0 ppm(自来水氢分子浓度＜0.001 ppm);氧化还原电位(oxidation reduction potential,ORP)为负值,介于 － 650 mV～ － 580 mV(自来水 ORP 为正值,介于 ＋ 250 mV～ ＋ 350 mV)。

治疗结果 治疗期间,张先生基本未再出现明显的腰背痛及踝关节、肩关节疼痛。8 周后,评估 BASDAI、ASDAS － CRP、BAS － G(以上几项均为强直性脊柱炎病情活动评价指标)均较前有下降,并且也帮助张先生顺利地将生物制剂减量。

医学点评 水疗治疗风湿病由来已久,中医古代早已有熏洗疗法,即利用热的中药煎液在患处进行熏蒸、淋洗,借助药力和热力通过皮肤作用于机体而达到治疗目的。现代西方医学也将水疗作为强直性脊柱炎的物理疗法之一,美国风湿病学会(ACR)、美国脊柱炎协会(SAA)、脊柱关节炎研究治疗网络(SPARTAN)在 2015 年共同发布的强直性脊柱炎和无放射学改变的中轴型脊柱关节炎治疗建议中,强烈推荐强直性脊柱炎采取物理疗法,包括水疗、游泳、功能锻炼等。由此可见,古今中外,水疗在延缓强直性脊柱炎疾病发展和促进康复过程中是一种非常重要的物理疗法。

富氢水浴是应用含有高浓度氢分子的水进行全身泡浴,一方面利用水的温热效应和机械浮力效应改善血液循环,松弛肌群和关节;另一方面利用氢分子的抗炎、抗氧化作用快速缓解疼痛和炎症。氢分子分子量小,渗透性强,可轻易经皮肤进入血液循环,温氢水泡浴仅需 10 分钟氢分子即可被吸收分布于全身各个部位。富氢水浴对缓解疼痛有效、安全、便利,能够在短期内较快改善患者疼痛症状和关节功能,是强直性脊柱炎较为有效的辅助治疗手段。

为了进行更好的临床观察,上海中医药大学附属龙华医院、上海中医药大学附属曙光医院、上海市中医医院共收集了 59 例确诊为强直性脊柱炎的门诊患者。将这些患者随机分为治疗组 29 例和对照组 30 例,治疗周期为 2 个月,对照组给予中药和非甾体抗炎药;治疗组在对照组用药基础上增加富氢水浴法,每 3 天 1 次,共 16 次。观察患者治疗前后 BASDAI 评分、ASDAS － CRP 评分、BAS － G 评分、血沉、C 反应蛋白的变化情况。结果:治疗 2 个月后,两组之间比较,治疗组 BASDAI 评分、BAS － G 评分、疲劳、脊柱痛、局限性压痛较对照组明显缓解($P<0.05$),用非甾体类抗炎药比例也更低($P<0.01$)。血沉和 C 反应蛋白两组比较差异无显著性意义。由此,我们认为富氢水浴缓解强直性脊柱炎疼痛近期疗效显著,优于单纯药物治疗,可将富氢水浴作为缓解强直性脊柱炎疼痛的辅助治疗方法。

该研究已发表于 2019 年《中国康复医学杂志》(于盈盈,苏晓,杨光辉,等. 富氢水疗缓解强直性脊柱炎疼痛的临床观察[J]. 中国康复医学杂志.2019,34(2):192～193)。

（朱竹菁/苏　励　上海中医药大学附属龙华医院风湿科）

H₂ 13. 非酒精性脂肪肝

现有的研究表明，氢分子对代谢综合征有治疗作用，近年来动物模型研究也发现，氢分子可以改善脂肪肝，这些研究基础提示氢分子可能成为临床治疗脂肪肝的一种有效手段，但是目前在临床实践中用氢分子治疗脂肪肝患者的研究还未见报道。为此，上海市第十人民医院内分泌科于 2017 年开展了氢分子（富氢水）治疗非酒精性脂肪肝（NAFLD）的临床研究。

在研究中，我们使用 2010 版 NAFLD 指南定义标准进行了临床实验。纳入标准：年龄 18～70 岁；非酒精性脂肪肝病患者脂肪衰减值≥292 db/m。符合脂肪肝临床工作定义的患者同意并签署知情同意书。治疗前入组患者皆为重度脂肪肝，在 10 名入组患者中有 9 名患者在治疗后脂肪肝的状况得到了明显改善，我们将其中改善良好的两个病例做具体的分享介绍。

病例 1

病情介绍 患者，金某，男性，57 岁，脂肪肝病史 5 年余，未予以重视。身高 174 cm，体重 85.9 kg，BMI 为 28.37 kg/m²。他既往有高血压病史 3 年余，血压最高达 160/95 mmHg，平素服用"缬沙坦片 40 mg，每日 1 次"进行降压治疗，平素血压控制可。否认冠心病、慢性支气管哮喘、脑梗死等慢性病史，否认肝炎、结核等传染病史，否认重大外伤手术史。否认药物及食物过敏史。金某来我院门诊就诊时，行腹部 B 超检查，结果显示其患有重度脂肪肝，CAP 值达到了 335，就自愿加入了富氢水治疗肥胖伴有脂肪肝的临床观察研究。

治疗经过 患者入组后按照要求在服用富氢水前 3 个月开始严格的饮食和运动控制。于 2017 年 10 月 9 日开始饮用富氢水，其间不调整降压方案，且没有服用其他任何调节代谢的药物。具体治疗方案如下。

（1）每天饮用 3 次富氢水（氢含量：1.6 ppm；氧化还原电位：−600 mV），每次饮用一袋 350 mL。

（2）保持和前 3 个月一样的饮食量和运动量。

按这个方案执行 12 周。分别在试验开始前一天（0 周）和实验结束（12 周）时采集空腹、脱鞋及着少量衣服的情况下的人体测量数据，使用硬度数据超声（FibroScan）测量肝脏脂肪含量以及肝脏硬度，测量患者血脂和葡萄糖代谢指标、肝脏功能以及炎症相关指标等。

治疗结果 入组前结果显示,患者甘油三酯轻度升高为 2.24(正常范围<1.70),同时伴有重度脂肪肝,血糖是正常的。服用富氢水 12 周后,与 0 周相比,患者体重下降了 4.8 kg,腰围也缩小了,血压控制比较平稳,不用每天监测血压,血压也能维持正常范围(低于 140/90 mmHg)。脂肪肝指标 CAP 值由 335 dB/m 下降到了 219 dB/m,E 值由 0 周时的 9.0 kPa 下降到了 12 周的 5.4 kPa(正常值范围<7.3 kPa)。同时,我们还观察到患者小便中超氧化物歧化酶(Superoxide Dismutase,SOD)和尿酸这两个指标都升高了,SOD 由原来的 207 U/L 升高到 270 U/L,尿酸由原来的 385.1 μmol/L 升高到 435.2 μmol/L。而其他的代谢指标如空腹血糖、糖化血红蛋白、谷草转氨酶和高密度脂蛋白没有太大波动。

病例 2

病情介绍 患者女,57 岁,12 年前体检发现患有非酒精性脂肪肝,从未接受过药物治疗。患者身高 157 cm,体重 68.5 kg,BMI 为 27.8 kg/m²,体型肥胖,平时饮食均衡,但运动较少,仅偶尔晚饭后散步。患者无糖尿病、高血压、冠心病、慢性支气管炎等慢性病史,肥胖与非酒精性脂肪肝是患者当前较为突出的健康问题。为了改善自身健康状况,患者加入了我院开展的富氢水治疗肥胖伴有脂肪肝的临床观察研究。

治疗经过 患者于 2017 年 9 月 13 日加入富氢水临床试验,在入组前 3 个月已进行饮食和运动来控制脂肪肝。入组后连续饮用 12 周富氢水(氢含量:1.6 ppm;氧化还原电位:−600 mV),每天 3 次,每次饮用一袋 350 mL 的富氢水。分别在试验开始前(0 周)和结束后(12 周)时采集患者空腹、脱鞋及穿着少量衣服情况下的人体测量数据,包括身高、体重、颈围、腰围、臀围;使用 FibroScan 测量肝脏脂肪含量以及肝脏硬度,测量患者脂质和葡萄糖代谢、肝脏功能以及炎症相关指标。

治疗结果 试验开始之前,患者身高 157 cm,体重 68.5 kg,BMI 27.8 kg/m²,体型肥胖。饮用富氢水 12 周后,患者体重明显下降,降至 61.5 kg,BMI 则降至 24.9 kg/m²,颈围由 35 cm 缩小至 34 cm,腰围从 91 cm 降至 88 cm,臀围无明显改变,患者体型有显著改善。患者的肝脏硬度数据超声结果显示,体现脂肪肝程度的 CAP 值由 332 dB/m 下降到 201 dB/m,重度脂肪肝完全消失,恢复正常。总胆固醇、甘油三酯、低密度脂蛋白等血脂指标均有所下降,而"好胆固醇"高密度脂蛋白升高了。炎症因子超氧化物歧化酶有所升高,从 199 mmol/L 升至 214 mmol/L。

医学点评 随着人们生活水平的提高,非酒精性脂肪肝的患病率逐渐升高,全世界约有 25% 的成年人受其影响。非酒精性脂肪肝是代谢异常的表现,不仅与肥胖相关,还容易患有胰岛素抵抗和/或 2 型糖尿病、血脂异常、高甘油三酯血症和高血压，这些都是引发心血管疾病的危险因素。据报道，富氢水摄入可以通过改善氧化应激来预防非酒精性脂肪肝肝炎。作为一种重要的抗氧化剂，富氢水可以通过选择性地消除羟基自由基和过氧亚硝酸根阴离子来对抗活性氧诱导的细胞有害事件，我们发现富氢水使抗氧化酶 SOD 的表达显著上调，提示其发挥抗氧化作用是通过多种机制来实现的。

在以上介绍的两个案例中，两名患者通过 12 周饮用富氢水的治疗，取得了非常明显的效果。两名患者的体重明显下降，BMI 降低，颈围和腰围明显缩小，表明患者腹部脂肪的减少，向心性肥胖得到改善，患者的肝功能、血脂水平也在正常范围内得到进一步改善。最为重要的是，饮用富氢水 12 周后，用超声检查患者肝脏脂肪变的程度，结果令人欣喜，重度非酒精性脂肪肝完全消失，恢复正常，效果显著。我们认为富氢水改善非酒精性脂肪肝的机制可能与氢分子改善炎症状态、提高机体的抗氧化能力有关，患者体内的超氧化物歧化酶 SOD 的升高也证明了这一点。

另外，我们尚未发表的研究数据还提示，富氢水治疗脂肪肝最好单独使用，而不能与其他药物如二甲双胍等混合使用，否则会降低治疗的效果。我们的研究表明服用富氢水是治疗 NAFLD 的一种有效手段，至于是否能在脂肪肝患者人群中推广使用，还需更大规模临床试验的验证。

（费照亮/曲　伸　同济大学附属上海市第十人民医院内分泌科）

H₂ 14. 糖尿病

病例 1

病情介绍　女性，76 岁，明确诊断 2 型糖尿病已经 10 年。平素注意饮食，规律运动。近两年服用卡博平 50 mg（3 次/d），联合瑞格列奈 1 mg（3 次/d），平素血糖控制欠理想，空腹血糖 7～8 mmol/L，餐后血糖 11～12 mmol/L。就诊后医生建议增加二甲双胍 0.5 g，2 次/d。

治疗经过　从朋友处了解到富氢水的可能治疗作用，在饮食运动无明显变化和规律服用糖尿病药物的同时开始服用富氢水，每天 2 袋（氢含量：1.6 ppm；氧化还原电位：－600 mV；500 mL/袋）。

治疗结果　数月后，患者欣喜地发现血糖有好转，空腹血糖 6～7 mmol/L，餐后血糖则控制在 10 mmol/L 左右，并未再增加降糖药。

病例 2

病情介绍 男性，55 岁，确诊糖尿病 13 年。近年降糖方案为格列齐特和来得时针剂，平素空腹血糖 5～7 mmol/L，餐后血糖 7～11 mmol/L，波动较大；平素活动量大，时有疲乏劳累感。

治疗经过 在原来药物未变的情况下，开始服用富氢水，每天 3 次，每次 350 mL。

治疗结果 自觉疲乏劳累感减轻，精神状态好转。自行用医生推荐的方法多点监测血糖，并自身前后对照观察分析饮用富氢水和纯净水的差异。发现同样的用药和生活情况下，饮用富氢水后血糖较饮用纯净水时平均低 2 mmol/L 左右。

病例 3

病情介绍 男性，诊断糖尿病 15 年，有反复肠息肉摘除史。口服二甲双胍治疗多年，2016 年因血糖控制不佳住院，加用瑞格列奈和利格列汀后，空腹血糖控制在 8 mmol/L 左右，餐后波动为 9～11 mmol/L。

治疗经过 2017 年 10 月开始饮用富氢水，每日 2 L。

治疗结果 饮用 2 个月后，血糖明显好转，空腹血糖 6 mmol/L，餐后血糖 7 mmol/L 左右，自行停用二甲双胍，血糖持续控制良好至今，近期测糖化血红蛋白为 7%。平素自觉精神好转，面色红润，排便顺畅，无低血糖反应，体重持续稳定，近两年未再感冒。神奇的是，复查肠镜未再见息肉。因自己饮用氢水后整体身体状况良好，推荐患糖尿病的家人一起饮用，获得了较好的效果：血糖好转，口服降糖药减少；精神气色好转；双足趾甲真菌感染逐步好转。

医学点评 近半个世纪以来，国内糖尿病患病率快速增长，从不到 1% 增长到超过 10%，其快速增长与经济发展所带来的食物充足、体力活动减少、生活压力增加等密切相关，而人们的自我保健意识和毅力，尚不足以使大家严格遵循健康生活方式（合理营养，适量运动，维持正常体重，是防治糖尿病、高血脂、高血压、高尿酸等常见慢性代谢病的核心），即使在身患糖尿病以后。同时，近一半糖尿病患者同时患高血脂和/或高血压，通常患者需要服用 3 种药物甚至多达 10 种以上的药物来控制血糖、血压、血脂等。大家都希望减少用药，用一些非化学合成药物治疗的方法来改善代谢状况，减少常规用药。

因为患者饮用富氢水的反馈,笔者开始带着好奇的心和挑剔的眼光,将信将疑地关注富氢水,关注富氢水治疗糖尿病、肥胖症等内分泌代谢病的临床研究和案例。

近几年氢分子医学研究发展快速,发现氢分子在抗氧化、抗凋亡、抗炎等方面的作用,在自身免疫性疾病、肿瘤、神经退行性变等多种慢性病中有良好的改善作用。

国际上也有专门观察富氢水对糖尿病治疗作用的研究。

Sizuo Kajiyama 等 2008 年就发表了相关的临床研究结果。他挑选了 30 例单纯饮食运动治疗的 2 型糖尿病患者和 6 例糖耐量异常患者,进行随机双盲安慰剂对照的交叉研究。试验分为两组,试验组每日饮用 900 毫升富氢水,对照组饮用同量纯净水,共 8 周。间歇 12 周后,试验组改用纯净水,对照组改用富氢水,观察饮用前后的血脂谱、血糖、胰岛素和糖化血红蛋白等指标,发现血糖并无明显改善但低密度脂蛋白显著下降;6 例糖耐量异常患者有 4 例糖耐量恢复正常。

近期日本东北大学的 Susumu Ogawa 完成了一个富氢水治疗糖尿病的随机对照研究,重点观察富氢水对胰岛素分泌能力相对正常的 2 型糖尿病患者血糖和胰岛素抵抗指标的影响。研究招募了 49 例糖尿病患者,分试验组和对照组,试验组每天饮用 1 500～2 000 毫升电解氢水,对照组则为纯净水,研究前后测定糖耐量、胰岛素、尿酸等指标。共 43 名患者完成研究。结果发现氢水治疗试验组血清乳酸水平显著下降,尿中尿酸分泌量显著提高,而糖代谢相关指标如 HOMA $-\beta$、75 g OGTT 葡萄糖曲线下面积、空腹血糖、空腹血浆胰岛素水平、HbA1c 等没有明显改变。出于对患者的保护,认为富氢水降糖效果具有不确定性,本研究入选患者的血糖普遍控制良好,远低于常规降糖药临床试验入选患者的血糖水平。但进一步将糖尿病患者根据血糖控制情况分层分析,却惊喜地发现血糖较高、胰岛素抵抗明显的患者其血糖水平有下降且胰岛素敏感性得到改善。

尽管目前缺乏有力的临床研究结果支持富氢水对糖尿病的治疗作用,因为富氢水是饮用水的一种,越来越多的人会去尝试它对糖尿病的治疗作用。上述三个案例就是其中的有效个例。有限的临床研究结果也提示富氢水潜在的抗糖尿病作用,期待更多研究来观察富氢水对糖尿病的治疗或预防作用。

（叶红英　复旦大学附属华山医院内分泌科）

H2 15. 脑梗死神经功能缺损及卒中后抑郁

富氢水对脑缺血组织具有神经保护作用,可以选择性地减少细胞毒性氧自由基。有研究通过动物实验证明,富氢水不仅降低了组织损伤,改善线粒体肿胀和线粒体膜电位的丧失,还保留了线粒体细胞色素 C 的表达水平,从而有效抑制缺血再灌注对神经元的损伤。在大脑中动脉闭塞诱发的脑缺血模型中,富氢水可增加内源性抗氧化酶的活性,并降低损伤同侧脑组织中的氧化产物和炎症因子的水平,抑制细胞凋亡。另有临床研究表明,吸入氢气的脑梗死患者组与常规静脉药物治疗组患者相比,氢气吸入对脑梗死患者的各项指标均有一定程度的改善,且氢疗安全有效,无明显副作用。

我们在临床也观察到,脑卒中患者使用氢气吸入治疗对抑郁症状及神经功能恢复的疗效,发现脑梗死常规治疗联合氢气吸入治疗后患者焦虑抑郁改善明显,尤其对于焦虑的改善引人关注,同时经氢气治疗后患者症状恢复较好,认知功能亦有改善的趋势。下面对其中两例患者的治疗情况作一介绍。

病例 1

病情介绍 患者男性,41 岁,因"头痛 4 天,加重 2 天"入院,入院前主要临床表现为双颞部搏动性跳痛,伴恶心,呕吐数次为胃内容物,伴右眼不适,至苏州大学附属第二医院就诊,查 CT 提示未见明显占位性病变,查体未见明显阳性体征。

治疗经过 入院后患者出现口眼歪斜,口角流涎,复查头颅 CT 未见出血,立即予静脉溶栓,并随即行头颅 CTA 检查示右侧颈内动脉闭塞(图 20 脑血管梗死患者血管图像,见本书第 126 页)。体检发现患者嗜睡,双眼向右凝视,右侧中枢性面舌瘫,左上肢肌力 2 级,左下肢肌力 3 级,右侧肢体肌力 5 级,左侧巴氏征阳性,NHISS 评分 13 分。当即急诊行全脑血管造影术,术中示右侧颈内动脉起始段至岩骨段夹层形成伴重度狭窄,局部最狭窄处狭窄率约 95%,右侧大脑中动脉 M1 段闭塞。行右侧大脑中动脉取栓术＋右颈内动脉支架成形术,开通血管。术后患者神志转清,左上肢肌力 4 级,左下肢肌力 3 级,左侧巴氏征阴性,脑膜刺激征阴性。次日患者神经功能缺损症状恢复良好,但情绪低落,且主诉头痛加重,汉密尔顿焦虑量表(Hamilton Anxiety Scale,HAMA)10 分,汉密尔顿抑郁量表(Hamilton Depression Scales,HAMD)10 分,患者始终觉得自己有罪,是受到惩罚且担心症状再次变化,多次表示希望可以多科会诊。和患者、患者家属沟通后,嘱在脑梗死常规治疗的基础上,启动氢气吸入治疗。患者每天上午吸入 3.5% 氢气,2 小时/天,连续治疗 10 天。

治疗结果 在初始吸入时患者自觉头痛好转,但感乏力、嗜睡,在吸入 10 天后,患者症状好转,头痛基本缓解。此时患者神经系统查体未及阳性体征,左侧肢体肌力恢复正常,NHISS 为 0 分。患者可正常下地行走,此时再评 HAMA 为 6 分,HAMD 为 8 分,患者仍然担心出院后症状会再次发作,但情绪有改善,临床症状改善。

医学点评 此例患者为青年卒中,无明确危险因素。在患者出现偏瘫症状后,经过规范溶栓-取栓的桥接治疗，患者症状较发病前好转，但仍遗留左侧肢体乏力，不能独立行走、持物，患者情绪受到影响，始终担心症状可能再发，且头痛加重。因此，对该患者的治疗，除按指南进行治疗和二级预防外，我们还对患者启动氢气吸入治疗，治疗后患者头痛逐渐好转，且经过氢气规律吸入后，患者肢体功能完全恢复。这是青年脑卒中患者在脑卒中规范治疗的基础上辅助氢气治疗改善症状甚至改善情绪的良好例子，一定程度上证明了氢气治疗可以减轻缺血再灌注损伤对脑组织的损伤程度，安全有效，无明显副作用。

我们在临床中也观察到，一部分脑卒中患者使用氢气吸入治疗后有助于抑郁症状及神经功能恢复，我们随机将入组患者分为常规治疗组及常规治疗联合氢气吸入治疗组，并1∶1分配。两组患者均给予脑血管病的常规治疗，氢气吸入组给予浓度为 3%～3.5% 氢气，120 分钟/次，连续治疗（10±1）天。最终纳入 24 名患者，两组各 12 例，经统计分析发现常规治疗联合氢气吸入治疗后患者焦虑、抑郁改善明显，尤其是焦虑的改善，同时经氢气治疗后患者症状恢复显著且认知功能亦有改善的趋势。我们的研究虽然临床样本有限，但也证明了氢气治疗对于脑卒中患者是有益的，相关资料正在整理中。

病例 2

病情介绍 患者女性，70 岁，因"左侧肢体无力 2 小时"入苏州大学附属第二医院治疗，患者入院前 2 小时无明显诱因下出现左侧肢体无力，行走不稳，当时急诊考虑患者在溶栓时间窗中，告知溶栓利弊后，家属拒绝溶栓治疗，后予以阿司匹林负荷剂量治疗，拟"脑梗死"收住入院。患者既往有脑梗死病史 2 年，未有明显后遗症；有高血压病史 40 余年，有糖尿病 8 年余，白内障术后 3 年。入院前查体可见左侧中枢性面瘫，右侧肌力 5 级，左侧肢体肌力 5-级。NHISS 评分 2 分。

治疗经过 患者入院当天出现症状加重，左上肢肌力 3 级，左下肢肌力 2 级，左侧深浅感觉差，NHISS 评分 4 分。考虑患者为进展性卒中，约 91% 的进展性卒中患者闭塞的动脉位于大脑中动脉或颈内动脉，根据患者的体征，考虑其大脑中动脉主干支狭窄，导致狭窄远端血流灌注减低，在侧支循环不良的情况下，缺血半暗带出现渐进性低灌注，导致梗死灶体积扩大，患者在症状加重后出现心境低落，兴趣下降，不能停止对未来的担忧。评 HAMD 26 分，HAMA 16 分，考虑存在卒中后重度焦虑、中度抑郁。在脑梗死治疗的基础上启动氢气吸入治疗，患者每天上午吸入 3.5% 氢气，2 小时/天，连续治疗 10 天，在吸入过程中患者未有明显不适。

治疗结果 疗程结束后患者肢体无力症状较前改善，在他人帮助下可下地行走，

NHISS 评分 2 分，更欣喜的是患者情绪好转，对周围事物感兴趣，同时也对未来恢复信心，此时评 HAMD 13 分，HAMA 7 分。

医学点评 这例患者是典型的大动脉粥样硬化导致的脑梗死，在卒中后患者出现典型的卒中后抑郁。卒中后抑郁的发病率一般为 12%～60%，其发生机制尚不清楚，可能与神经解剖、神经递质、内分泌和社会心理学相关。

当患者在卒中后出现抑郁症状，或在没有临床症状之前，临床医生会加用抗焦虑抑郁药物辅助患者治疗。此例患者，我们改用氢气吸入的方式进行治疗，治疗后患者情绪改善十分突出，证明氢气对改善卒中后抑郁具有一定的临床治疗作用，虽然目前没有充分的证据证明氢分子改善情绪的有效性及机制，但其可能与氢分子抗氧化、抗炎、抗凋亡的作用有关，并且氢气治疗副作用小，患者受益明显。

（金　宏/刘春风　苏州大学附属第二医院神经内科）

H₂ 16. 帕金森病抑郁

2007 年《自然·医学》报道了日本学者 Shigeo 等的研究，他们发现动物吸入 2% 的氢气可有效清除相关自由基，显著改善脑缺血再灌注损伤。随后更多的研究发现，氢分子有抗氧化、抗凋亡、抗炎等作用，在肿瘤、神经退行性病变等多种慢性病中有良好的改善作用。氧自由基的产生常伴随着氧化应激、炎症反应及细胞凋亡，这些病理过程也与帕金森病关系密切。羟自由基是非常强的氧化剂，与核酸、脂类和蛋白质反应导致 DNA 断裂、脂质过氧化和蛋白质失活。帕金森病患者尸检后的研究发现抗氧化剂如 GSH 的严重损失，而脂质、蛋白质和 DNA 氧化或硝化的产物明显增加，如 4 -羟基壬烯醛（4-hydroxynonenal，4 - HNE）、8 -羟基脱氧鸟苷（8-hydroxy-2 deoxyguanosine，8 - OHdG）在帕金森病患者大脑中聚集。因此，氢分子清除自由基的作用对帕金森病患者也会有帮助。

近年来随着氢分子医学的发展，氢疗方法也多种多样，如吸入氢气、饮用富氢水、富氢水浴等，这些治疗方式在日常生活中实践方便，在患者中的普及度也越来越高。在我们碰到的帕金森病患者中，就有这样一位用过氢水浴疗法的患者。

病情介绍 患者为中老年女性，2010 年以左侧上下肢震颤、动作减慢起病，起病年龄 50 多岁；2013 年在我院被诊断为帕金森病，2014 年开始药物治疗：普拉克索（森福罗）0.75 mg/d，司来吉兰（咪多吡）10 mg/d，患者每年定期来我们医院进行随访，下表是患者多次随访评估的信息。

某帕金森病患者临床随访表

	V0	V1	V2	V4
时间	2014.2	2015.3	2016.2	2018.3
UPDRS 运动评分	23	26	20	22
NMSQ 非运动评分	5	7	7	12
BDI 抑郁评分	18	21	21	15
GDS 抑郁评分	13	16	11	15

（UPDRS，统一帕金森病评定量表；NMSQ，非运动症状问卷；BDI，Beck 抑郁量表；GDS，老年抑郁量表）

总的来说，该患者运动症状较轻，而且进展较慢，UPDRS 运动评分没有显著增高。患者自述症状也较轻，服用帕金森病药物后有好转，基本生活也不受影响。同时可以发现，患者虽然总的非运动症状也不重，但抑郁表现比较明显。

治疗经过　2015 年患者听说氢水浴有可能改善帕金森病病情，经医生推荐，行氢水浴治疗，每周 2 次，持续 1 个月。

治疗结果　患者诉氢水浴期间，精神较前好转，身体有轻松感，活动更加灵活，悲观、自责有所减少。患者自我主观感受氢水浴对她有所帮助（由于患者氢水浴治疗并不在我们医院进行，治疗前后并没有详细的评估）。对比患者 2015 年和 2016 年在我们医院常规随访的资料，可以看到患者在这一年无论是运动症状还是非运动症状较前没有明显进展，但就个体而言，有些评分如运动、抑郁有好转。该患者是个例，尚缺乏统计分析后得出的可靠结论。

医学点评　在国际上，也有关于氢分子在帕金森病治疗起作用的临床试验。Yoritaka 等在日本帕金森病患者群中纳入了 18 名患者，比较饮用富氢水后对患者症状的改善作用。两组患者在年龄、病程、H&Y 分期、基线 UPDRS 评分、药物剂量方面都没有明显差异；治疗组患者基线 H&Y 分期：2.1±0.21，UPDRS 评分：5.3±2.7，病程：6.5±1.2；对照组患者 H&Y 分期：2.1±0.21，UPDRS 评分：18.7±4.3，病程：7.2±2.1。参与者每天喝 1 L 富氢水或普通水，饱和氢水含 0.8 mmol H_2。在 8 周、24 周、48 周时分别进行随访。48 周时，对照组患者总 UPDRS 评分增加了 4.1±9.2，治疗组患者总 UPDRS 评分减少了 5.7±8.4，$P<0.05$。可以看出，患者在饮用富氢水 48 周之后，UPDRS 评分相较于对照组患者有改善。这是在人体内进行的第一个关于富氢水的随机双盲对照试验，尽管时间不是很长，但也很明显地看到了富氢水对帕金森病患者症状的改善作用。

2016 年，Yoritaka 等将富氢水的临床试验规模扩大，联合 14 家医院，共纳入 178 名患者，经过 72 周的随访，富氢水组总 UPDRS 评分改变 1.6±14.0，安慰剂水组 UPDRS 评分改变 0.8±9.6，没有统计学差异（$P = 0.939$）。在这一研究中没有观察到饮用富氢水对帕金森病患者的症状改善作用，但是没有出现任何不良反应。

笔者认为，这一大型临床试验虽然没有看到氢分子改善患者症状的理想效果，也不能否认氢分子对于帕金森病的可能有益作用。一方面是部分患者经过氢水浴治疗后确实有症状的改善；另一方面，氢分子进入人体后作用过程复杂，关于其机制还需要更多的研究来阐明。氢分子治疗的重要意义在于辅助现有的药物治疗，而不是替代药物。另外，帕金森病系中枢神经系统退行性疾病，机制复杂，治疗棘手。氧化应激是发病机制的重要环节之一，氢分子显示有抗氧化应激的功效，如何从多角度协同阻断该病关键发病机制环节，可能是未来该领域进一步研究的方向。

（王　坚　复旦大学附属华山医院神经内科）

H₂ 17. 结缔组织病相关间质性肺疾病

病情介绍　患者，女，34 岁。系统性红斑狼疮病史近十年，曾因皮疹、弥漫性网状青斑、腹水 2 次住院治疗。自 2015 年起药物减量为甲泼尼龙 2 粒/d、羟基氯喹 2 粒/d，所有的症状均控制，但肺弥散功能在随访过程中始终呈"中度减退"：2015 年 9 月肺功能检查结果示一口气法肺一氧化碳弥散量（DLCO SB）预/实 58.1%，用力肺活量（FVC）实/预 84.6%，第一秒用力呼气量（FEV1）实/预 87.0%；2017 年 3 月肺功能检查结果 DLCO SB 预/实 55.1%，FVC 实/预 92.3%，FEV1 实/预 96.3%。

治疗经过　自 2017 年 4 月起每日饮用富氢水（氢含量：1.6 ppm；氧化还原电位：−600 mV；500 mL/袋），早中晚各一袋。肺弥散功能正常后，以每日两袋维持。

治疗结果　2017 年 9 月肺功能检查结果 DLCO SB 预/实 82.7%，FVC 实/预 90.0%，FEV1 实/预 90.9%（图 21　系统性红斑狼疮合并间质性肺炎患者口服氢水治疗前后肺功能对照，见本书第 127～128 页），表明弥散功能已经基本正常。

医学点评　在皮肤科患者中，自身免疫性皮肤病如系统性红斑狼疮、硬皮病、皮肌炎以及自身免疫性疱病（如天疱疮及类天疱疮），常常出现肺间质改变，表现为肺弥散功能下降。这些患者大多对治疗抵抗，预后不佳。过去我们常常使用乙酰半胱氨酸早中晚各 0.6 g 口服，但多数患者肺功能并不能获得显著改善。本例系统性红斑狼疮患者肺弥散功能长期中度减退，服用富氢水后不到半年就转为基本正常。

在临床中，我们收集了 7 例合并有间质性肺炎的自身免疫性大疱病患者（4 例天疱疮和 3 例类天疱疮），经口服富氢水每天 2 袋，平均 10 个月后（9～18 个月），患者的肺功能均由轻/中度弥散功能减退转为正常。此后，我们发现口服富氢水对结缔组织病相关间质性肺炎可能同样起效,在 5 例硬皮病、2 例系统性红斑狼疮及 1 例系统性血管炎患者中,经过 5～24 个月规则口服富氢水后,患者的肺功能由轻/中度弥散功能减退转为正常(硬皮病:平均 11 个月;系统性红斑狼疮:平均 12 个月;系统性血管炎:7 个月)。

医学点评 　该女性患者在治疗系统性红斑狼疮期间,出现肺功能损害,表现为弥散功能下降。这类患者在胸部 CT 常常可见肺部弥漫性病变,称为结缔组织病相关间质性肺疾病。据北京协和医院对 1990～1997 年 842 例住院结缔组织病患者进行的回顾性分析发现:系统性红斑狼疮患者继发间质性病变的发生率为 3.2%。对于系统性红斑狼疮患者,临床医生可能会更关注其血液系统和肾脏功能病变而忽视肺部并发症。一旦出现肺部病变,将极大影响患者生活质量和疾病的预后,是患者死亡的主要原因之一。治疗该类患者主要以经验性给予糖皮质激素联合免疫抑制剂为主。

　　该患者经糖皮质激素和羟基氯喹治疗以后,皮疹、弥漫性网状青斑、腹水等临床症状得到了完全控制,但肺部的病变控制不佳,表现为肺弥散功能呈持续减退,2015 年 9 月和 2017 年 3 月肺弥散功能分别为 58.1% 和 55.1%。而在服用富氢水半年后,肺弥散功能达到基本正常水平。这结果是喜人的,并且从其他专家诊治的结缔组织相关间质性肺病中也能看到类似结果,这非常令人兴奋。因目前治疗该类疾病无特效药物,激素及免疫抑制剂副作用相对比较多,在激素减量时往往会出现疾病反复,这为治疗带来很大困难。如通过服用无副作用的富氢水能达到改善甚至治愈肺部并发症的话,这将彻底改变目前的治疗方法,也将吸引更多的专家学者对"氢"开展进一步探索研究以造福于患者。

(杭晶卿　上海市普陀区人民医院呼吸科)

18. 慢性气道疾病

　　慢阻肺和支气管哮喘都是常见的慢性气道炎症性疾病,因发病率高、反复发作,对患者和家庭造成极大的负担,研究者们也对慢阻肺和哮喘治疗进行不断地探索。动物实验发现,吸烟导致慢阻肺的小鼠吸入氢气后,可以减轻气道炎症和黏液高分泌,同样在哮喘小鼠模型中,吸入氢气同样可以减轻气道炎症。下面两例患者在氢分子治疗后,虽然肺通气功能无改善,但是咳嗽、咳痰、呼吸困难等临床症状改善。氢分子对气道慢性炎症性疾病的作用究竟如何,未来还需要进一步研究。

病例 1 氢分子与慢性阻塞性肺病

　　慢性阻塞性肺病简称慢阻肺,是呼吸道常见的慢性疾病。慢阻肺最主要的病因是吸烟。香烟烟雾中含有大量活性氧(ROS),这些活性氧能导致肺支气管和肺泡细胞 DNA 损伤和细胞提前衰老,细胞 DNA 损伤和细胞衰老都是导致慢阻肺的关键因素。

近年来,氢分子作为一种抗氧化剂日益受到关注。氢分子具有选择性抗氧化作用,它可以选择性清除自由基,但不影响其他具有正常生理功能的自由基。研究发现,富氢水可以改善慢阻肺大鼠的肺功能及肺病理改变,可能的机制为富氢水减轻了香烟导致肺的炎症反应、氧化应激和黏液高分泌。同样,吸入氢气后可减轻香烟导致的气道炎症和黏液高分泌,抑制香烟导致的慢阻肺的发生。

病情介绍　患者,男性,74 岁。有吸烟史 40 年,每天 30 支。12 年前出现反复咳嗽、咳痰病史,未予重视。5 年前出现气喘,当时曾因 Ⅱ 型呼吸衰竭给予无创机械通气治疗。诊断为慢阻肺,规则吸入沙美特罗/氟替卡松 50 μg/500 μg,2 次/d。平素因行走后气急步行速度较同龄人缓慢。2016 年 2 月检测肺功能:第一秒用力呼出容积(FEV1)1.33 L,占预计值 50.2%;用力肺活量(FVC)2.47 L,占预计值 70.5%;FEV1/FVC 53.82%;一氧化碳弥散量(DLCO)占预计值 74.7%。2016 年及 2017 年因慢阻肺急性加重各住院 2 次。

治疗经过　患者反复有咳嗽、咳痰及活动后气促症状。2018 年 11 月 12 日开始吸入氢气治疗,吸入氢气的浓度为 6.7%~7.0%,1 次/d,90 min/次,共治疗 8 周。

治疗结果　患者吸入氢气治疗 1 周后自觉痰液较前容易咳出;2 周后,痰量逐渐减少至无痰,并且患者感觉吸入氢气治疗后精神状态较前有改善。治疗前后呼吸困难评分(改良的英国 MRC 评分,mMRC)均为 2 分。

吸入氢气治疗前肺功能:FEV1:1.27 L,占预计值 47.6%;FVC:2.34 L,占预计值 66.4%;FEV1/FVC 54.37%;DLCO 占预计值 67.9%。治疗后肺功能无改善:FEV1:1.10 L,占预计值 41.2%;FVC:2.18 L,占预计值 61.7%;FEV1/FVC 50.61%;DLCO 占预计值 58.1%。

患者 2018 年未再出现慢阻肺急性加重至急诊就诊或者住院治疗。

医学点评　该患者根据病情评估为慢阻肺 GOLD 3 级,D 组。此类患者较易出现急性加重,平素多有咳嗽、咳痰、气促等症状。除了常规药物治疗外,我们给予患者吸入氢气治疗,患者在治疗 1 周即出现痰液易咳出,精神状态改善。治疗 2 周后痰量逐渐减少至无痰。虽然患者的肺功能没有改善,但患者临床症状有改善,且症状处于稳定状态,没有因慢阻肺急性加重而住院。说明氢分子可能对改善慢阻肺患者气道炎症改善、减轻气道黏液高分泌起到一定的作用,但还需要继续进一步了解患者急性加重情况以及对长期疗效进行观察。

病例 2　　支气管哮喘

支气管哮喘也是呼吸道常见疾病之一，表现为反复发作的喘息、气急、胸闷或咳嗽等症状，是一种气道慢性炎症性疾病。气道炎症引起肺氧化应激反应，产生大量的活性氧，活性氧可使哮喘患者肺功能损害、气道重构、黏液分泌增多。研究发现，给哮喘的小鼠吸入氢气后，气道内炎性渗出、杯状细胞增生以及气道重构较未吸入氢气的小鼠有明显减轻，即吸入氢气可以减轻哮喘小鼠气道炎症和氧化应激反应。

病情介绍　患者，男性，78 岁。有哮喘病史 18 年余，伴有过敏性鼻炎。2012 年起使用舒利迭（沙美特罗替卡松粉吸入剂，50 μg/250 μg）2 次/天吸入治疗，2013 年检测肺功能：第一秒用力呼气量（FEV_1）1.96 L，占预计值 84.6%；用力肺活量（FVC）3.41 L，占预计值 109.6%；FEV_1/FVC 57.41%；肺一氧化碳弥散量（DLCO）占预计值 79.9%。经治疗气喘和运动耐力有改善，其间病情偶有反复。

治疗经过　2017 年 10 月，患者开始喝富氢水（氢含量：1.6 ppm；氧化还原电位：−600 mV；500 mL/袋），2 袋/天，自觉症状缓解，无咳嗽、咳痰、气喘发作，无呼吸困难。自行将舒利迭改为每天 1 吸。2018 年 8 月起加吸氢气（6.7%~7.0%），2 次/天，60 分钟/次。

治疗结果　患者目前无明显咳嗽、咳痰，无气喘发作，无呼吸困难症状。2018 年 4 月复查肺功能，FEV1：1.57 L；FVC：2.58 L；DLCO 占预计值 87.6%。2018 年 9 月再次复查肺功能，FEV1：1.60 L；FVC：2.80 L；DLCO 占预计值 86.4%。患者通气功能未改善，但是一氧化碳弥散较治疗前有明显好转。

医学点评　患者为 1 例哮喘患者，病程较长，经规则吸入激素治疗后，症状改善，但仍时有反复。口服富氢水及吸入氢气治疗后，患者症状改善，无急性发作。随访肺功能发现，通气功能无改善，但弥散功能改善较明显。与患者临床上呼吸困难改善相符。该例患者给我们的提示：氢分子治疗可以改善哮喘患者临床症状及肺弥散功能，但是对通气功能是否有改善作用还需要进一步扩大样本观察。

（张锋英/杭晶卿　上海市普陀区人民医院呼吸科）

H₂ 19. 过敏性鼻炎

病情介绍　这是一位 80 岁的男性患者，患有过敏性鼻炎将近 20 年，经常鼻痒不适，几乎天天打喷嚏，流清涕发作并伴有鼻塞。曾在华山医院就诊，过敏原测试显示为花粉和狗毛过敏。医生诊断为过敏性鼻炎，也给患者配了鼻用激素以及孟鲁司特钠口服,使用了数月。虽然遵医嘱患者尽量避免已知的过敏原,但过敏性鼻炎的症状还是会经常发作。

此外,患者还伴有咳嗽数年,平时走路都会气喘,上下楼更是喘得厉害。患者家到华山医院仅十分钟的路程,但由于咳喘,走走停停要半小时。于 2010 年在华山医院呼吸科就诊,行肺部 CT 发现有肺气肿,开始引起重视。2011 年前往普陀区人民医院呼吸科行肺功能检查,发现弥散功能中度减退,初步判定为慢阻肺合并哮喘。由此开始使用沙美特罗替卡松粉吸入剂(舒利迭),一日一吸,同时服用孟鲁司特钠 1 片/天。2012 年复查,肺部弥散功能继续减退,改吸舒利迭为早晚各一次。

治疗经过 2017 年 5 月起,患者开始饮用袋装富氢水(氢含量:1.6 ppm;氧化还原电位:−600 mV;500 mL/袋),2 袋/天,持续 3 个月后意外发现打喷嚏现象减少,已从每天至少二十多个减少到基本不打。2017 年 10 月复查,患者发现肺的弥散功能有所好转。因自我感觉良好,患者自行把舒利迭改为每天一次。患者继续喝富氢水,到 2018 年 4 月再次复查肺弥散功能,依然正常。患者同时惊奇地发现,春天在公园里也不打喷嚏了,樱花季节甚至在宝山顾村公园可以走个来回。

由于感受到喝氢水对过敏性鼻炎和肺功能的好处,患者女儿为巩固疗效,2018 年 8 月购买了吸氢器,让患者增加吸入氢气治疗。患者起初坚持每天吸氢 1 小时,后来自我感觉喝氢水加吸氢气治疗对过敏性鼻炎和肺功能有帮助,就自行改为上下午各吸 1 小时氢气,并一直持续到现在。

治疗结果 患者经过 2 年喝氢水加 1 年吸氢气治疗后,过敏性鼻炎的症状得到改善。患者目前几乎不打喷嚏了,也不鼻塞和流鼻涕了。患者对目前自己的身体状况十分满意,并坚持继续氢疗。

医学点评 氢疗治疗过敏性鼻炎的疗效是患者意料之外的收获,也是令医生非常惊喜的事情。患者本意是希望改善肺功能,没想到改善肺功能的同时把过敏性鼻炎也治愈了。氢气最早在 2007 年被日本科学家发现可以通过选择性抗氧化作用来治疗脑缺血再灌注损伤,自此以后,它在多种疾病模型中均被证明具有治疗效果。它最大的优势在于其具有极高的生物安全性,目前各种氢气治疗的手段尚未发现有明确的不良反应。到目前为止已有千余篇关于氢气治疗的报道,其作用机制得到广泛研究,除了抗氧化以外,又发现了抗炎、抗凋亡等机制;氢气应用的手段也在逐渐丰富,包括氢气吸入、氢水饮用、含氢溶液静脉注射或局部使用以及含氢透析液透析等,涉及的系统和疾病种类达数十种。

但目前氢气的分子机制尚不完全清楚,其应用和相关产品的研发也存在不少争议,氢分子医学的研究依然面临各种挑战。

(刘　娟/顾瑜蓉　复旦大学附属耳鼻喉科医院头颈外科)

H₂ 20. 口腔黏膜白斑

病情介绍 患者曹先生,男,47岁,某日清晨漱口后,偶然发现舌的侧面有一指甲盖大小的白斑(图22 口腔黏膜白斑:治疗前,见本书第128页),无出血、疼痛、异物感。曹先生平日无不良嗜好,不抽烟,不酗酒,轻度失眠。当时并未在意,数周后白斑范围扩大,随即至上海某三甲医院专家门诊就诊,医生检查后诊断为"口腔黏膜白斑",给予绞股蓝片口服3次/天,局部涂抹维A酸软膏,并嘱咐不要抽烟、喝酒。治疗2个月后门诊随访,发现白斑仍在缓慢扩大,并未得到有效控制,由于口腔黏膜白斑病存在癌变的可能,曹先生与家人非常焦虑,希望寻找更好的途径治疗。

治疗经过 偶然的机会,曹先生了解到富氢水能够治疗皮肤病、胃炎等疾病。抱着试试看的心理,曹先生开始尝试服用富氢水治疗,在原先药物治疗基础上,每天口服富氢水(氢含量:1.6 ppm;氧化还原电位: −600 mV;500 mL/袋)1袋,在口中含漱几分钟再缓慢咽下,每次30 min以上。同时,继续上述药物的治疗。3个月后,黏膜白斑的颜色显著变淡,白斑变得稀疏,边界模糊(图23 含服氢水治疗3个月后:白斑变小、颜色变淡,见本书第128页)。之后的5个月,病情一直保持稳定,于是曹先生停止药物治疗,仅服用富氢水每周500~1 000 mL维持。

半年后,由于年终朋友聚餐饮酒、加班劳累等原因,曹先生忽然发现黏膜白斑区出现小水疱,没有疼痛感或异物感(图24 饮酒后白斑区出现小水疱,含服氢水治疗1周后:水疱消退,见本书第128页)。于是,重新开始每天富氢水含服治疗,1周后水疱消失,但富氢水的治疗不能规律持续,口腔黏膜还是缓慢扩大,白色仍有加重(图25 劳累及饮酒后:白斑有扩大、加重趋势,见本书第128页)。再次复诊,医生嘱严格控酒控烟,局部涂维A酸软膏1次/d,补充服用维生素A、维生素E等。经过这次病情的反复,曹先生对治疗非常重视,严格遵照医嘱用药,并坚持富氢水的含服治疗,4个月后白斑颜色变淡、病灶范围得以稳定(图26 持续含服氢水联合维A酸局部涂抹4个月后:白斑病灶基本稳定,见本书第128页)。

医学点评 口腔黏膜白斑是常见、缓慢发展的慢性病变,发病原因不明,与抽烟、饮酒、嚼槟榔等有关,鼻咽癌等局部放射治疗也是引起口腔黏膜病变的重要原因。黏膜白斑属于癌前期病灶,难以根治,目前临床缺乏有效的治疗方式。

2007年日本学者Ohsawa等研究发现,自然界中存在较多的元素氢是一种优质抗氧化物质,饮用富氢水或吸入氢气,可以通过抑制炎症反应和氧化应激,消除体内自由基,调节机体的新陈代谢,促进模型动物的口腔黏膜组织修复。近年来,富氢水在多种病变的临床治疗中显示良好的应用前景。口腔黏膜病变的临床研究表明,口服和含漱富氢水能够减轻放射性口腔黏膜损伤,改善吞咽困难,有效缓解口腔黏膜疼痛,对提高患者的生活质量有良好的促进作用。

上述病例是笔者家人的亲身体验,从整个治疗过程可以看到富氢水的服用和局部含漱治疗,可以有效减缓口腔黏膜白斑的病变发展,是临床治疗黏膜白斑的一种辅助治疗方式。当然,以上仅为个案分享,黏膜病类型多、病变复杂,患者还是需要到正规医院就诊,以免延误病情。在黏膜白斑的治疗中,富氢水的浓度、使用频度、服用时间等具体治疗方案,还需进一步通过循证医学证据来制定。

总之,口腔黏膜白斑是慢性的癌前期病变,目前临床没有有效的治疗方式。富氢水具有显著的抗炎、抗氧化作用,含服氢水能够有效稳定、减缓口腔黏膜白斑的发展,有望成为口腔黏膜病变新的临床治疗技术。

(樊　莹　上海市第一人民医院眼科)

H₂ 21. 口腔扁平苔藓

> **病情介绍**　患者,男性,56 岁。2018 年 11 月因"口腔破溃伴疼痛四年"来华山医院就诊。患者曾在上海市第九人民医院口腔黏膜科就诊,病理活检证实为"扁平苔藓"。曾使用激素口含和服用、雷公藤片剂口服,疗效欠佳。查体:口腔颊黏膜见较多紫色交叉细纹,少量黏膜破溃。

治疗经过　在免疫学和肿瘤学检查阴性的情况下,建议停用系统口服激素和雷公藤,激素含漱不变,给予硒酵母 300 μg/天、白芍总苷胶囊早中晚各 2 粒,同时加饮用富氢水(氢含量:1.6 ppm;氧化还原电位:-600 mV;500 mL/袋)2 袋/天,口含数分钟后吞咽。

治疗结果　3 个月后患者自诉口腔破溃减少,疼痛较前缓解,查体示口腔紫色条纹大部分消退(图 27　口腔扁平苔藓患者含服氢水治疗前后对照,见本书第 129 页)。

医学点评　口腔扁平苔藓是一种口腔黏膜慢性炎症性疾病,患病率为 0.1％～4.0％,是口腔黏膜病中仅次于复发性阿弗他溃疡的第二大常见疾病。该病以中年女性多见,可发生于口腔黏膜的任何部位,临床表现多样,可分为网纹型、萎缩型、糜烂型、水疱型和斑块型等。多数患者患病部位有粗糙、疼痛等症状,严重时黏膜可发生糜烂,疼痛加剧,影响患者生活质量。2005 年,WHO 将其列入潜在恶性病变范畴,有报道显示萎缩糜烂型口腔扁平苔藓的恶变率为 1.09％。该病的发病机制尚不明确,可能与免疫功能失调、内分泌失调、遗传、感染等多种因素相关。目前尚无特效治疗方法,局部治疗一线药物为糖皮质激素,全身治疗药物包括糖皮质激素、羟基氯喹、雷公藤等。

近年来研究显示,氧化应激参与了口腔扁平苔藓的发病,氧化应激反应伴随着炎症加重了该病的进展。患者口腔组织匀浆、血清及唾液腺中反应脂质过氧化的指标显著升高,而抗氧化指标水平相对不足。因此,目前已有学者使用抗氧化剂来治疗口腔扁平苔藓。

该例患者顽固性的口腔病灶,使我们联想到了富氢水的抗氧化、抗炎症和加速病灶愈合的效果。查阅文献后我们发现了使用氢水成功治疗鼻咽癌术后急性放射性口腔黏膜破损的临床研究资料。事实证明,部分患者皮肤和外阴也有类似损害,病因不明,长期发作者除了生活质量的影响,尚有癌变可能。因口腔皮损时有破溃,很多患者怀疑自己得了发作于口腔的自身免疫性大疱病而来皮肤科就诊。富氢水在该名患者身上取得了很好的疗效,患者进食的不适症状消失,皮疹基本消退,由此坚定我们用富氢水治疗该类疾病的信心。其后门诊中有多名类似症状患者经由同样方法的治疗都取得了较好的效果,包括一名口腔和外阴同时发生弥漫性扁平苔藓损害的女性患者。

(骆肖群 复旦大学附属华山医院皮肤科)

H₂ 22. 乳腺癌术后合并皮肌炎及淋巴水肿

病情介绍 患者,女性,65 岁,2015 年乳癌术后出现左上肢疼痛伴肿胀,无法穿衣和上举,实验室指标示心肌酶谱指标明显升高,肌电图提示"肌源性损害",外院考虑皮肌炎诊断。2015 年 11 月来华山医院门诊,查体见眶周暗紫红色斑,面、背部见红斑、色素沉着和毛细血管扩张(异色病样皮疹),左上肢明显增粗、肿胀、上举困难,查体示四肢肌力四级。考虑副肿瘤性皮肌炎及左上肢乳腺癌术后淋巴水肿。

治疗经过 给予甲泼尼龙 4 粒和大剂量静脉丙种球蛋白冲击治疗,肌肉症状明显改善,但淋巴水肿和皮肤异色病样改变无法缓解。2016 年 3 月起给予每周 2 次的氢水泡浴。

治疗结果 至 2016 年 9 月(治疗 6 个月)患者左上肢淋巴水肿消退,皮肤色素也接近正常(图 28 乳腺癌术后合并皮肌炎及淋巴水肿患者氢水泡浴前后对照,见本书第 129 页)。

医学点评 皮肌炎是临床常见的自身免疫性疾病之一,主要临床特征为皮肤及骨骼肌受累,并可累及其他系统,如肺部、心脏、肾脏损害。自 1916 年首个特发性炎性肌病伴发肿瘤的病例被报道以来,皮肌炎与肿瘤的关系不断地被人们所重视,皮肌炎患者合并肿瘤概率明显高于正常人群,皮肌炎与肿瘤之间可先后或同时发病,但间隔时间多短于两年。

不同种族的皮肌炎患者并发恶性肿瘤疾病谱有较大差异。在我国主要为鼻咽癌,其次为乳腺癌,其他如卵巢肿瘤、子宫肿瘤,肺、胰腺、胃、结肠、直肠等部位肿瘤和淋巴瘤亦可见。糖皮质激素和免疫抑制剂是治疗皮肌炎患者的主要手段,但并发恶性肿瘤者多数对上述治疗反应不佳。

该患者在乳腺癌术后一年出现典型皮肌炎的皮损及肌肉损害;此外,患者因乳腺癌淋巴清扫术导致病侧上肢淋巴回流不畅,引起反复淋巴水肿。患者是乳腺癌术后出现的淋巴水肿和皮肌炎,就诊时患者整个左上肢因为疼痛、肿胀及发硬无法上举弯曲,后虽经激素和大剂量静脉丙种球蛋白冲击后肌炎症状缓解,但淋巴水肿和皮肌炎相关的皮疹并无明显改善。富氢水泡浴3个月后患肢肿胀获得改善,半年后基本正常;皮肤异色病样皮疹同样获得改善,皮肤呈现正常肤色。氢水泡浴再一次证明了很好的抗炎性、穿透性和抗氧化能力,为外科术后难以解决的淋巴水肿以及皮肌炎患者皮疹的治疗提供新方法。

(骆肖群 复旦大学附属华山医院皮肤科)

H₂ 23. 肿瘤患者生活质量改善

病例 1

病情介绍 患者朱先生,中年男性,2015 年接受胃癌根治术,分期ⅢC 期,术后接受完整 6 个月的辅助化疗,化疗过程中生活质量受到影响,体重在整个治疗过程中减轻了 10 kg,睡眠质量在患病前后都处于较差的状态,手足皮肤粗糙色深有黑斑,手指和足趾的感觉麻木。

治疗经过 化疗结束后一个偶然的机会尝试了富氢温热水浴。第一次浴后,朱先生感觉整个人乏力,昏昏欲睡,当天晚上的睡眠质量有改善,他说这是手术后半年来睡得最香甜、踏实的一个晚上,第二天精神状态大为改善,食欲也有所增加。第二次来氢水浴从只能接受 12 分钟的水浴,变成 15 分钟,再后来渐渐增加到 18 分钟、20 分钟。在免费公益项目结束后,朱先生仍然坚持每周 2 次氢水泡浴,每次可以坚持 20 分钟。

治疗结果 现在朱先生面色红润,精神饱满,体重增加了十余千克,基本恢复到大病前的模样。朱先生坚持富氢温水浴有近 4 年了,现在部分白发也已转黑。一般而言,胃癌ⅢC 期的患者术后一年是复发的高峰时间,总体生存时间也很有限。虽然朱先生还是个案,但是不能否定富氢水浴对他所患疾病的康复作用。当然这样的案例能否在更多的人群中复制,就需要更多的数据才能有说服力。

病例2

病情介绍 患者李老师,中年男性,不幸得了晚期肠癌,有肝肺转移。幸运的是,他的肿瘤基因检测结果提示可以用到一种有效的靶向药物,即西妥昔单抗。经过几个周期的治疗,肿瘤缩小得很明显,但是由于这个靶向药物特有的皮肤反应,李老师的头皮、面部、胸背部长满了痤疮样的皮疹,奇痒无比。但是由于医生告诉他皮肤反应越严重,肿瘤治疗疗效越好,皮疹也不会致命,所以他也就强忍着。不过,这个皮疹的确是非常影响他的生活质量,尤其是晚上难以入睡,晨起枕巾上血迹斑斑。

治疗经过 有一天他经人介绍去尝试了富氢热水浴。第一次氢水浴后感觉整个人从未有过的轻松,第二天痤疮样的皮疹由突起的变成扁平了,新鲜的变成陈旧的了。

治疗结果 随着氢水浴的时间慢慢增加,皮疹的程度减轻,慢慢地越来越多的皮损恢复正常了。虽然这个靶向药物还在用,但是不再为这个药的副作用困扰了。现在李老师说想到回去就能泡氢水浴,在医院的化疗也变得不痛苦了。

医学点评 我们尝试着采用科学的研究方法来论证氢疗可否改善肿瘤患者的生活质量。在爱心人士的支持下,2016年2月至2017年4月期间,共有28位在复旦大学附属中山医院就诊的实体瘤患者在知情同意的前提下被推荐接受免费富氢热水浴,富氢热水浴(氢含量:1.6 ppm;氧化还原电位:-600 mV)过程中水温逐渐升高,但不超过42 ℃。泡浴时间在患者可接受的时间段内,最长不超过20分钟。每周1~2次,连续最多32次。在泡浴的同时不限制患者的常规治疗,并采用欧洲癌症研究与治疗协会所制定的癌症患者生活质量问卷(EORTC QLQ-C30),在第1次富氢温热水浴前及第4、8、12、16周富氢热水浴后,对这些患者进行评估。EORTC QLQ-C30条目可分为若干领域,分别是躯体、角色、认知、情绪和社会功能领域,总体健康状况领域,疲劳、疼痛、恶心/呕吐、食欲丧失、气促、腹泻和失眠等症状领域和经济困难领域。各项功能和总体健康领域得分越高,患者生活质量越好;不适症状和经济困难领域得分越高,患者生活质量越差。各领域标化评分为0~100分。28位患者中最终有20位患者接受了全部16周富氢温热水浴,其中17位患者完成了所有5次评估。

接受富氢温热水浴的28名患者中,男性17名,女性11名;他们的中位年龄为58岁。患有消化系统(胃/肠/肝/胰腺)肿瘤的患者最多(64.0%),其次是妇科肿瘤患者(14.0%)。临床分期可获知的24位患者中,50.0%的患者其肿瘤发生远处转移,其中6位肝转移,4位骨转移,肺、腹膜及远处淋巴结转移各2例;64.3%的患者在接受化疗的同时,进行富氢温热水浴;另有 2 名接受放疗的患者和 8 名术后患者。

汇总评估结果,我们可以发现,富氢温热水浴可以显著提升肿瘤患者的总体健康状况(首次水浴前 vs. 末次水浴后:69.53 ± 4.57 分 vs. 84.71 ± 3.51 分,统计值 $P = 0.01$)。与此同时,我们还可观察到接受富氢水浴的患者失眠、食欲丧失和恶心/呕吐的程度呈下降趋势,失眠的症状有较显著改善(首次水浴前 vs. 末次水浴后:19.53 ± 8.12 分 vs. 8.77 ± 4.05 分,$P = 0.05$)。随访中发现部分患者基础体温较氢水泡浴前有所升高。

虽然本研究样本量不大,但可以发现富氢温热水浴可有效提升实体恶性肿瘤患者的生活质量,尤其是对睡眠、食欲等的改进带来帮助。

(刘天舒 复旦大学附属中山医院肿瘤内科)

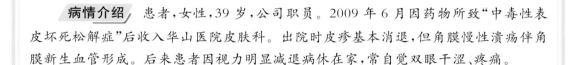 24. 角膜损伤

病情介绍 患者,女性,39 岁,公司职员。2009 年 6 月因药物所致"中毒性表皮坏死松解症"后收入华山医院皮肤科。出院时皮疹基本消退,但角膜慢性溃疡伴角膜新生血管形成。后来患者因视力明显减退病休在家,常自觉双眼干涩、疼痛。

治疗经过 外院眼科使用多种眼药水治疗效果不佳。经患者同意,使用纱布浸湿由医用生理盐水制作的富氢水(氢含量:1.6 ppm;氧化还原电位:-600 mV)睁眼外敷,2 次/天,1 小时/次。观察时间为 1 个月。

治疗结果 患者在湿敷过程中无眼睛不适,使用后双眼干涩和疼痛有好转。用眼前段照相观察使用前后角膜溃疡和新生血管的恢复,改善尚不明显(图 29 中毒性表皮坏死松解症患者角膜损伤后氢水湿敷前后对照,见本书第 130 页)。

医学点评 中毒性表皮坏死松解症除全身的表现外,同时也可能对眼表稳态产生明显的破坏。患者的眼表环境失去平衡后,自愈、润滑及抗感染的能力都会出现下降。患者因此可出现长期慢性的眼部干涩,反复角膜溃疡及炎症。这会造成患者经年累月的慢性痛苦,严重的患者甚至面对视力受损等更糟糕的结局。目前眼科的治疗通常以对症的处理为主。而罹患全身疾病打击后,患者眼表情况较差,对现有药物及治疗手段反应不佳的情况并不鲜见,这同时困扰着医患双方。富氢水对本病例症状的改善,让我们欣喜地看到一种全新治疗手段。

富氢水具有抗氧化性,有可能打破炎症在眼表引起的恶性循环。本病例已展现了患者症状上的改善;此外目前也有研究证实,富氢水能够对眼表组织细胞存在保护作用,治疗后的疾病模型动物眼表细胞逐渐向正常状态数量恢复,这在帮助相关患者重建眼表稳态中是极为重要的。无论是在临床表现还是基础实验上,富氢水都展现了它令人着迷的

可能性。

虽然目前富氢水在眼科的应用仍处于初步探索阶段，但是皮肤科治疗手段已经不是第一次在眼科疾病上碰撞出惊艳的火花。十余年前，因有医生注意到玫瑰痤疮患者经过强脉冲光治疗后出现同步眼部症状的改善，才有了目前的强脉冲光作为治疗眼表相关疾病一线选择之一。

当然富氢水在眼科的应用推广仍存在一些明显的问题，例如如何选择合适的给药方式及药物剂型，如何保证使用过程中的氢气浓度，等等。然而科学技术是为了满足发展需求而前进的，我们乐观地期待着，随着技术、剂型的进一步改善，富氢水在眼科的应用也能绽放出美丽的光芒。

（龚　岚　复旦大学附属眼耳鼻喉科医院眼科）

25. 艾滋病

众所周知，目前在全世界范围内仍缺乏根治 HIV 感染的有效药物。现阶段的综合治疗目标是最大限度地抑制患者体内 HIV 复制，维持并重建患者的自身免疫功能，提高患者的生存期和生活质量，降低艾滋病的死亡率。

2019 年夏天，笔者接待一位艾滋病门诊患者，第一次见到他，人表情很漠然，眼神也是涣散的，脸比身体还要消瘦，也更加憔悴。他告诉我要化验艾滋病，多一句话，也不想说的样子。他动作缓慢递给我一沓皱皱的资料，是关于他的病历：发现 HIV 感染 5 年，经历了急性期和无症状期；出现各种艾滋病症状 2 年，一直在当地传染病院治疗。曾多次因出现重症肺炎、严重肠炎、发热等症状住院治疗。2018 年春节再次因消化道念珠菌感染后出现腹泻、高热住院治疗，住院后采用联合多种抗病毒药物治疗，配合全身支持疗法、对症治疗和抗真菌等治疗，效果欠佳，反复化验 CD4 计数 < 200 个 /μL、CD4/CD8 < 1，由于不间断发热、腹泻、咳嗽，伴有体重持续下降，同时出现精神淡漠、暴躁与抑郁交替的性格改变。我翻阅着，这些资料都是传染病院检查的，非常全面，最后一次检查是 2018 年 6 月 12 日，CD4 计数为 120 个 /μL、CD4/CD8 为 0.9。

患者说话声音很小，像是自言自语："这次是在家人反复催促下来复查的，治疗 2 年了，什么药都用了，CD4 还在下降。"看着他在缓缓自述，像说着别人的故事，没有任何表情，手不停在摆弄着化验单。

我一边鼓励他，一边帮助开具各项艾滋病检查的化验单，一周以后来取结果。让他继续坚持服用抗病毒药，建议他同时配合喝富氢水，每次 350 mL，早晚各喝一次。患者半信半疑。

患者离开后，一位中年妇女自称是患者的妈妈凑上来说，孩子原来非常仁义，被疾病折磨后脾气很暴躁，经常流露出极端的情绪，不让家人陪。因为担心意外，只能远远地看着，又不敢被他发现,希望医生救救他。笔者告诉她:患者目前的治疗已经是最新、最好的抗病毒药物,一周后拿到检查结果,我们再调整治疗。患者没有如期来取结果,检查结果同前,没有变化。第二周、第三周过去了,仍然杳无音信,为何不来取呢?一种不祥之兆。

患者再次出现在门诊,已经是3个月过去了。笔者一边开具化验单、一边询问,最近怎么治疗?患者说吃抗病毒药、喝富氢水呢,言语中略有轻松。笔者告诉患者一周以后可以看结果了,与3个月前比较一下。患者点点头,算是回应。这次看病很自然,作为医生宽慰很多。一周以后他的化验结果显示,CD4计数为150个/μl、CD4/CD8为0.95,笔者也替他高兴,因为CD4不再下降了。

又是3个月过去了,他如约回来复诊,与以往不同的是,后面还跟着患者的妈妈。患者妈妈说:这半年他像变了,虽然还是不愿意交流,但不再提早死早解脱了,以前我和他爸轮流不住眼盯着他,生怕他想不开,现在他咳嗽少了、拉肚子也好些,不那么遭罪了,情绪也平和多了。看着他的变化,今天我才敢跟他一起进来谢谢医生。以前他很暴躁,不让跟着的。

就这样,患者每3个月来复查1次,结果一次比一次见好,也给患者带来了信心。一年过去了,患者一般状况好转,各项化验检查基本恢复正常范围。患者也继续坚持抗病毒治疗,同时坚持喝富氢水。

（王海英　北京大学首钢医院皮肤科）

26. 白癜风

病情介绍　患者男性,45岁,职业为大学教师。2001年躯干出现白斑,并逐渐扩展,在外院诊断为"白癜风",给予相应治疗,具体不详。患者多年来治疗断断续续,病情反复,白斑面积逐渐扩大。患者2017年8月于华山医院皮肤科门诊就诊,查体显示颈部、胸前、腋下、腹部、双手、股内侧大片白斑,白斑边界清楚,约占体表面积40%。患者诉已多年未进行系统性治疗,白斑的面积已稳定数年,询问是否有新的治疗方法。遂推荐患者尝试富氢水泡浴治疗白癜风。

治疗经过　患者于2019年9月起进行富氢水泡浴,每周2次,每次间隔3～4日,共进行了8次泡浴。

治疗结果　经过1个月共8次富氢水泡浴,患者的病情未见明显改善(图30　白癜风患者氢水泡浴前后对照,见本书第130页)。

医学点评　白癜风是一种与免疫相关的慢性原发性或继发性皮肤病,临床表现为肉眼可见的皮肤色素脱失斑;皮肤病理切片显示黑素细胞缺失;皮疹伍德灯下显现亮白色荧光。在世界范围内的发病率为 0.5％～1％。白癜风的发病机制目前尚未完全明确，与自身免疫、遗传易感性、氧化应激、神经因子、细胞凋亡和细胞自噬等多种因素有关。氧化应激是指机体在遭受各种有害因素刺激下，体内高活性分子如活性氧自由基（ROS）产生过多，氧化程度超出氧化物的清除，氧化系统和抗氧化系统失衡，从而导致组织损伤。

近年来，大量研究证实，在一定遗传背景下，氧化应激诱导的黑素细胞损伤是白癜风发病的关键环节。在氧化应激状态下黑素细胞内过量的 ROS，可以通过多种途径造成黑素细胞出现损伤。国内外已有众多研究证据表明，白癜风患者的局部皮损区域以及全身均处于高于正常人的氧化应激状态，同时白癜风患者表皮黑素细胞较正常人也更易受到氧化损伤。因此，国外已有指南推荐对白癜风患者进行抗氧化治疗。

富氢水具有抗氧化能力，理论上富氢水对白癜风的治疗应该具有效果，然而在本患者经过 8 次富氢水泡浴，患者的皮损未见明显的改变。分析原因，白癜风的发病是多种因素导致的，氧化应激可能只是白癜风发病启动和进展的因素之一。对于已经色素脱失的皮损，氧化应激或许不再起主要作用。

因此，在白癜风患者的早期和进展期进行氢抗氧化治疗，或许能够起一定的作用；而对于已经大面积受累且皮疹处于稳定期的白癜风患者进行单纯的氢抗氧化治疗作用不大。对于这部分患者，氢治疗联合其他一些治疗方法，从多个方面进行干预，或许能够起到一定的疗效。氢抗氧化治疗急性进展期白癜风是否有效，亟待进一步研究观察。

（熊　浩／骆肖群　复旦大学附属华山医院皮肤科）

H₂ 27. 抗疲劳及加速运动后恢复

早在 20 世纪 90 年代，氢气就开始被应用在潜水领域中。然而，氢分子在运动恢复中的应用，直到近十年才开始越来越被重视。

最早的研究出现在日本。2012 年，一篇名为"饮用富氢水对优秀运动员急性运动性肌肉疲劳的影响"的论文揭开了序幕。之后，尤其是最近五年，氢分子在运动损伤及运动恢复中的应用如雨后春笋般冒了出来。

中国的相关研究在女足运动员、游泳运动员和柔道运动员中相继展开，使氢分子在抗疲劳和运动恢复中的应用进入国人的视线。

2014 年，苏州大学的一项研究将富氢水和番茄红素两种抗氧化剂联合应用于游泳运动员，结果发现短时间内，单独补充富氢水或番茄红素或者两者联合应用，都能显著降低高强度间歇训练对游泳运动员蛋白质、脂质和 DNA 造成的氧化应激损伤；能显著提高游泳运动员抗氧化酶活性，增强机体的抗氧化防御能力；能抑制过氧化氢（H_2O_2）的过量产生。其中富氢水的抑制率更为明显，富氢水的选择性抗氧化效果得到突显。

2015 年，通过对足球现役裁判员跟踪监测研究发现，富氢水可以影响重复力竭运动导致的机体酸化趋势。总结下来,我们可以发现富氢水对力竭运动后疲劳的缓解机制大概为:对抗人体力竭运动导致的血乳酸化程度增加、血氧饱和度降低等。相关研究提供了崭新的思路。

2017 年,湖南省体育科学研究院研究发现补充富氢水能降低女子柔道运动员大强度训练后导致的自由基水平升高,提高抗氧化酶活性,增强总抗氧化能力,对于大负荷训练导致的机体脂质过氧化具有保护作用。

2018 年,同样是苏州大学,一项对女足运动员的研究发现,短期与长期补充富氢水对少年女子足球运动员血液红细胞指标的影响并不显著,但能够在一定程度上缓解运动疲劳,对改善运动员运动功能具有良好的促进作用。短期与长期补充富氢水能够抑制长时间高强度运动后自由基对机体的氧化应激损伤,增强总抗氧化能力。

我们不难发现,氢分子对运动及疲劳的恢复机制主要集中在它的抗氧化作用上。急性高强度体力活动中体内氧自由基增加,导致体内脂质过氧化物蓄积、抗氧化酶活力降低以及体内亚硝酸盐浓度升高等,引起机体组织细胞的脂质过氧化损伤、蛋白质与 DNA 损伤,致使机体疲劳、运动能力下降甚至诱发运动损伤。而氢分子作为一种抗氧化剂,它的还原性/抗氧化性在运动领域中的应用也就不难理解了。

对于绝大多数中国人来说,"平衡"二字是经常挂在嘴上的。例如每每提起中医,即使没有学过中医的人,也多少能说出几句阴阳平衡来。事实上,从现代医学的角度来看,我们的人体经过几千万年的进化之旅,本身就是不断地处于各种大大小小精妙的动态平衡之中,维持着人体的健康和正常活动。在本书中被反复提及的氧化还原反应,也是我们人体中一个很大的平衡体系,存在于运动系统、心血管系统、消化系统等各大组织器官之中。我们已经讲了很多氧化反应带来的危害。但我们首先要认识到,没有氧,我们都活不了,氧化反应是生命最基本的过程。一方面,氧化反应为我们人体提供能量。另一方面,剧烈的运动导致的过激的氧化反应,我们称为"过氧化反应",产生过多的氧化代谢产物,破坏了氧化还原反应的平衡,就会显现出明显的危害。这与我们通常讲的"过犹不及"是一个意思。

那么氢分子怕不怕"过还原"呢?不会,氢分子的还原性很弱。一方面意味着需要较大剂量的氢分子持续使用才能发挥疗效,另一方面也意味着氢疗不容易过量,不会影响到正常人体需要的氧化反应。只有当过激的氧化反应出现时,氢分子才会有针对性地去对抗它。氢分子作为一种温柔的抗氧化剂,其应用并不局限于有过氧化反应的运动员或者病患。对于处于亚健康的慢性疲劳人群,氢疗同样有着很好的效果。从文献上看,疲劳状态下饮用富氢水可加速体力恢复,坚持饮用 1 个月可缓解长期的日常疲劳感。

2019 年日本对富氢水做了两个有趣的试验。一个是在训练有素的运动员中测试。运动前分别饮用普通水和富氢水,之后测定运动最大耗氧量和主观疲劳程度量表 Borg 评分,发现运动前预先饮用富氢水能提高运动员的耐力,减少疲劳。而另一个类似的试验在普通健康人中展开,并在运动后用视觉模拟量表测定了心理疲劳程度。结果发现,预先饮用富氢水能显著改善中等强度训练后的心理疲劳程度，而且评分高的受试者对富氢水的敏感性更强。这两个试验的结果告诉我们，运动前饮用富氢水能改善运动导致的心理疲劳程度，而且越容易心理疲劳的人喝富氢水产生的预防效果越明显。富氢水确实具有抗疲劳的作用，而且普通人和经常训练的人都有效果，这更进一步说明富氢水的抗疲劳效果。

疲劳与氧化应激以及炎症有着密切的关系。由于持续的体力和脑力劳动，机体的过多的能量代谢和营养代谢产物导致细胞和组织的微损伤，使人感觉疲惫不堪。若是这种疲劳的状态持续时间较长，则会导致免疫力下降等亚健康状态。氢分子不仅可以清除疲劳及炎症状态下产生的过多氧自由基，还可以通过调节糖和脂肪代谢，持续为机体供应能量，同时氢气的促进组织修复作用又能在最短的时间内修复微损伤，达到抗疲劳的效果。例如，给小鼠食物中添加富氢水，可显著延长小鼠负重游泳的时间，最高可达475％，也就是增加了将近5倍。游泳后小鼠的血尿素氮含量明显降低，血乳酸含量明显降低，而肌糖原、肝糖原含量均明显增加。尿素氮是蛋白质代谢的产物，乳酸则是葡萄糖代谢的产物，肌糖原和肝糖原的增加则说明有更多的能量可供人体消耗。这些指标的改变，意味着富氢水具有缓解小鼠疲劳的作用。

综上所述，无论是在小鼠中，还是在人体中，氢分子对抗疲劳、缓解运动损伤，加速恢复的作用都得到了证实。随着越来越多的研究证据的出现，氢疗在抗疲劳及运动恢复中的应用也会越来越得到认可。

（汪慧菁　上海健康医学院基础医学院）

H2 28. 顽固性口腔溃疡

笔者是一名皮肤科医生，从年轻的时候就反复口腔溃疡，是一位患此病30多年的老患者了，只有得过口腔溃疡的人，才会知道它的痛楚。大家一定认为笔者作为医生看病一定方便、比别人容易，那我就把我的就医经历跟大家汇报一下。

先聊聊什么是口腔溃疡　口腔溃疡就是老百姓说的"口疮"，好发于口唇内侧、舌头、舌腹、颊黏膜、前庭沟、软腭等部位。疼痛剧烈，影响饮食、说话，日久还会癌变呢！

再介绍一下口腔溃疡发病原因　口腔溃疡是多种因素综合作用的结果，其中包括局部摩擦、咬伤、精神紧张焦虑、食物与药物、营养不良、激素水平改变及维生素或微量元素缺乏。全身系统性疾病、遗传、免疫及微生物菌群失调等在口腔溃疡的发生、发展中都可能起重要作用。每次发作去看病都做检查，试图查到原因，对症治疗，可内分泌激素水平、免疫指标、微量元素、过敏原检测都是正常的，发病的原因一直没有查到。不是医学无能，而是很多疾病都很难找到真正的原因。

如何治疗　笔者各种治疗方法都尝试过。口服泼尼松激素、输过抗生素、吃过中成药、喝过汤药等。局部用过溃疡散、溃疡膜、含漱水、冰硼散、西瓜霜、康复新液等，以及各种偏方……效果欠佳。口腔溃疡依然每1～2个月发作一次。每次发作，1～2周不能好好吃东西，也睡不好觉。开始还能坚持治疗，疗效也不好，后来就是忍着。

如何接触氢疗治疗口腔溃疡 2016年初的一天同学聚会，笔者的口腔溃疡又复发了，不能吃东西。大学闺蜜介绍说：日本德岛大学研究生院预防口腔医学专业生物医学研究所最近在Oxid Med Cell Longev发表了一篇文章，介绍富氢水对伤口愈合过程中发挥重要作用，效果不错，让我试一试。

她把我当成"小白鼠"了 实际上我不是"小白鼠"，而是"小黑鼠"，因为多年的口腔溃疡，笔者是又瘦又黑。

如何做的呢 不管是"小白鼠"还是"小黑鼠"，医生职业习惯让我找到文献好好研究一下。该研究对象为大鼠，将24只人造口腔溃疡大鼠动物模型随机分为两组，一组为富氢水实验组，另一组为普通水对照组。研究结果发现，对比普通水组，富氢水组动物上腭部位口腔伤口恢复速度加快。氢气用于治疗疾病的独特优势在于其有效性、安全性、经济性和便利性。氢气通过抗炎、抗氧化、减少细胞凋亡等作用，在众多疾病和损伤的预防及治疗中已显示出良好的发展前景。笔者开始时是每天2次饮用富氢水，每次350 mL，一直坚持服用。

效果如何 原来每月复发1～2次，逐渐变为一年1～2次。即使出现溃疡，也表现为溃疡面积较前缩小、疼痛轻、溃疡愈合快等特点。可见氢水对口腔溃疡是具有治疗作用的。

要知道所以然 氧化应激在复发性口疮的炎症过程中发挥关键作用，在损伤诱导的炎症反应中，炎症细胞产生和释放活性氧和炎症因子，这些会导致口腔黏膜修复不良。大量研究发现，氢气具有更广泛的抗氧化、抗炎症效应，作为一种选择性抗氧化物质，氢分子也能产生抗炎症、抗细胞凋亡的效应，减轻或改善口腔溃疡的发生、发展过程。同时，富氢水也能促进口腔伤口的愈合速度。总之，富氢水能通过提高组织内源性抗氧化系统，减少氧化损伤和炎症反应，促进伤口愈合。

有什么治疗体会呢 饮用富氢水后，氢气比水更快被胃肠道吸收并进入血液，通过全身血液循环运输到全身各个器官组织；氢气的生物学作用在于清除体内活性氧或自由基，与维生素E、维生素C、胡萝卜素、茶多酚等抗氧化剂相比，氢气的优势是选择性抗氧化，就是仅清除有毒自由基，而对于人体所需要的良性自由基没有破坏作用；氢气的另一大特点是生物安全性。正是因为氢气没有任何毒性，国际学术界把氢气列入和氮气、氦气一样属于单纯窒息性气体，日本、欧盟、中国均已将氢气列入食品添加剂目录。

在皮肤科疾病中应用 作为皮肤科医生，更愿意把有利于患者的新疗法推己及人。口腔溃疡愈合过程涉及受伤组织修复和功能恢复，这是一个程序化的复杂过程，氢疗有利于促进溃疡面愈合。曾有文献报道,富氢水促进糖尿病动物皮肤损伤修复的研究以及促进皮瓣移植存活等研究,都提示富氢水可促进皮肤创伤愈合的作用。富氢水未来在皮肤科领域发展前景大有可为,可通过制作动物模型来研究其参与疾病治疗过程的机制。

大量研究发现,氢分子作为一种选择性抗氧化物质,具有更广泛的抗氧化抗炎症效应,对许多疾病具有治疗作用。氢医学是朝阳医学,通过研究未来可期有吸入、饮用、浴用等多种氢疗产品供大家使用。

（王海英　北京大学首钢医院皮肤科）

H₂ 29. 便秘和肠道菌群调节

便秘,是一种常见的复杂的临床症状,绝大多数人都经历过便秘,只不过多数情况下,是短期经历,可自行缓解。但是其危害不容小视,特别在老年人和伴有心脑血管疾病者,便秘可能是诱发心脑血管意外的重要因素之一。除外导致急性肛门损伤、心脑血管突发意外,长期便秘可能与肠炎、结直肠癌、身体系统性代谢紊乱及免疫紊乱、衰老、神经退行性病变、精神疾病如抑郁和焦虑等的发生有关。此外,便秘也是多种疾病的伴发症状,如帕金森病。虽然确切机制尚不明确,但目前已知多种因素与之相关,包括遗传、生活和饮食习惯、神经退行性病变、精神因素、肠道器质性病变等。

人们通过多种途径来改善便秘问题,包括促进肠道蠕动、消化液分泌、中医药措施等,这些方式一般可迅速改善短期便秘问题,但对于长期效果往往不佳,并且这些治疗引起的腹泻问题也决定了不能被长期使用。如何采用安全有效、可长期缓解的方式,一直为人们所期盼。近来,肠道菌群研究的发展,为搞清楚便秘机制、找出解决长期便秘问题的方法提供了诸多有益借鉴。本节中,我们一起来探讨下氢分子在该领域的研究进展,分析它的优势,预测将来的应用前景。

便秘与肠道菌群的关系　肠道菌群研究是目前炙手可热的话题,特别在慢性复杂性疾病的发生机制、早期预测诊断、预后评估、干预措施等方面,肠道菌群均发挥了超出人们想象的作用。世界顶级医学杂志上层出不穷的研究,也间接证明了菌群研究的火热和潜在价值。

便秘与肠道菌群的关系显而易见,大便性状改变是便秘共有特征,而大便中细菌含量约占干重的一半,菌群结构改变直接影响大便性状,也与肠道功能密切相关。另一面,肠道功能改变也会影响菌群的结构和大便性状。国内外研究发现,慢性便秘患者存在肠道菌群失衡,表现为大便中的双歧杆菌、拟杆菌、嗜酸乳杆菌均显著减少,梭杆菌、肠杆菌显著增加;顽固性便秘患者结肠黏膜菌群物种丰富度和香农多样性指数均显著低于健康组,这一趋势与便秘的严重程度相关。菌群与便秘互为因果,密不可分。因而,改善便秘问题,可以从改变肠道菌群入手。

菌群调节手段的使用　人们在对于改善便秘的实践中,尝试了很多方法,除外上述提及的可导致腹泻的激烈的方式外,通过饮食温和改善的方法,在中医药中也有诸多报道,如各类通便的方剂。后来研究发现,该类方法改变了肠道内细菌的组成,或/和伴有促进肠道蠕动。最终导致肠道菌群中有益的细菌增多,有害的细菌减少。我们称这些促进细菌改善的物质为益生元(prebiotics)。

另一种改变肠道菌群的方法是直接补充有益细菌,即益生菌(probiotics),如常见的益生菌双歧杆菌、乳酸杆菌等。通过动物实验和人体试验都证明了益生菌在改善肠道功能中的作用。改变了肠道菌群结构,则可改变便秘问题。当然,益生菌的种类和补充方式,决定了这些细菌是否能有效到达肠道,并存活下来,成为肠道菌群组成成分,并发挥作用,最终决定该干预措施是否有效。

氢分子改善菌群的作用　研究发现给予外源性氢气,不论直接饮用富氢水,还是吸入氢气,均能改善肠道菌群结构。虽然机制仍不明确,但人们已经发现了其中的规律和证据。氢分子至少可通过以下几种可能的机制,达到改善肠道菌群的效应:①氢分子对内分泌代谢网络的调节作用,进而改善肠道菌群;②氢分子对免疫的调节作用;③氢分子对神经网络的调节,可能改善肠道运动功能和腺体分泌而影响菌群;④氢分子进入肠道直接作用于细菌。不论何种原因,氢分子在这个过程中都扮演了类似益生元的角色,其属于广义益生元的范畴。而最终导致的结果是有益菌的增多,肠蠕动温和增加,可使便秘症状持续改善。当然,更严谨的证据应该设立严格对照,明确研究观察的主要重点指标,以得出明确的结论。

另一种可行的尝试是直接给予产氢气菌株,使其充当益生菌的角色。当然在一些研究中已经发现,有些菌株或菌群改变后,伴随着细菌代谢产物的改变,包括短链脂肪酸增加,氢气产生增加等,进而对宿主多方面生理指标表现出改善作用。虽然尚不能排他性地证明,这种改善作用是依赖于氢分子(短链脂肪酸已经被证明是对宿主有益的),但这类伴随多种代谢产物改变的菌株或菌群,可以被用作新的益生菌。并且结合氢分子对机体生理功能的积极作用,该类益生菌的产氢效应,至少应该是"锦上添花"的事情。借鉴对其他益生菌的研究策略,选用产氢菌株作为对象,选产氢能力缺失的突变株作为对照,可在未来得到更加明确的证据。

氢分子未来应用的潜力　目前,氢分子对于宿主菌群的研究,多来自于利用氢分子对不同疾病模型的研究,伴随观察了菌群的改变,并借此找出对疾病改善作用与菌群改变直接的关联,进而推断氢分子发挥作用的可能机制。

氢分子对于便秘的干预研究,也多来自于对其他疾病的研究,伴随发现对便秘症状的缓解。虽然我们有充足的理由相信,"氢分子-菌群-便秘改善"三者间存在的逻辑关联,也有研究观察到了这些现象,但我们仍需要做进一步严密的临床研究设计和基础研究以明确三者的确切关系。除此之外,也需要了解背后更多的细节,以便制定更有针对性的利用氢分子治疗便秘的干预方案。当然，由于氢分子的安全性，给予途径的便捷性（如直接饮用富氢水），此方案完全可以在便秘人群中进行研究。而产氢菌株作为益生菌的研究，则建议从严格基础实验入手，充分借鉴益生菌研究策略，并遵循相应政策法规。

（赵　超　复旦大学教育部/卫生健康委/医科院医学分子病毒学重点实验室）

30. 抗氧化及延缓衰老

　　人类对生活质量的追求和对长生不老的渴望，恐怕是在稍微满足温饱之后就出现了。我们听多了古代君王求仙丹，渴望长生不老的奢望。虽然我们会讥笑他们的愚蠢，但仔细想一下，在那样的年代，且不论科学水平低下，追求长生不老的想法也只能是少数人的美好想法。然而随着科学技术进步和社会飞速发展，追求长生不老逐渐成为了普通大众的热门话题——虽然这个问题尚无答案。同样对于氢分子的神奇作用，也离不开长生不老的话题。一则是长寿老人的肠道里分离出产氢的细菌，一则是日本人用产氢的海底泥洗脸，保持皮肤不衰老。那么氢分子到底能否延缓衰老呢？要了解这个问题，我们先了解一下衰老。

　　衰老与延缓衰老的实践　　衰老的含义逐渐被人们所认知和接受，它强调机体随年龄而发生的自然的生理功能减退，或由于内外因素导致的病理性功能减退。从整体、器官、组织和细胞水平，衰老具有一组典型的特征。而促衰老的因素和衰老的机制也逐渐被认知，包括营养物质或能量的供给不足，激素水平下降或对激素的应答能力下降，大量自由基的产生导致 DNA 损伤、脂膜过氧化放大自由基网络及危害、细胞器膜通透性改变等。其中，关于细胞衰老的分子机制研究较为深入，围绕细胞器功能改变（细胞核染色体稳定性，溶酶体功能，线粒体应激，内质网应激等），细胞内信号通路改变等，也包括细胞代谢水平改变，还有细胞表观遗传改变和端粒长度变化等预测细胞"年龄"和寿命的指标。

　　面对衰老，人们提出是否可以通过一些措施来"防止衰老"。虽然"防止衰老"并不被医学认可，相对准确说法为"延缓衰老"，但丝毫无法阻碍人们对此的热情和尝试。这些措施包括抗氧化物质的使用，能量限制，激素补充（替代疗法），营养物补充，有害物清除（如排铅，排毒），干细胞补充，免疫干预和菌群干预等。这些措施在特定人群和背景下，取得了一定的疗效。但考虑到不同措施或存在潜在风险、或疗效不确定、或可及性差等问题，限制了其推广。其中，抗氧化措施的应用最为广泛，也最被学界和大众认可，其原因在于：氧化损伤在导致细胞衰老中的作用及机制研究较为透彻；可供选择的安全有效的抗氧化物质也较多，如维生素 C 和维生素 E、不饱和脂肪酸、多酚类物质等。

　　氢分子的抗氧化作用及延缓衰老潜在机制　　正如前述氢分子在选择性抗氧化作用中，具有别的物质无法比拟的优势，特别是它的易扩散性、安全性，决定了它具有广阔的应用前景。我们在试管内的生化研究和细胞内的研究中均已确证了富氢水具有的选择性温和抗氧化的活性，特别对于高活性的羟自由基和超氧阴离子等具有明显的清除作用，对一些低活性的生理性自由基则无作用。而高活性的自由基是诱导细胞衰老的重要源头,清除该类自由基,则能对抗促细胞衰老的作用。

另外,氢分子也可以通过稳定膜性细胞器的结构,改善其功能;通过促进细胞对能量的利用,防止代谢抵抗;抑制炎性信号通路,达到抗炎目的。氢分子的这些潜在的机制,为其发挥延缓细胞衰老的作用提供了理论依据。近来,氢分子对菌群的干预,也为多途径延缓衰老提供了可能性(已有"氢分子—菌群—延缓衰老效应"相关性的观察,未来需证明因果关系)。

氢分子延缓衰老的效果观察　　衰老可简单分为生理性衰老(自然老化)和病理性衰老(伴明显细胞损伤),氢分子对二者有抑制作用,机制不尽相同。对抗生理性衰老作用中,氢分子主要可改善细胞功能指标(如上调代谢的酶,降低溶酶体内衰老相关的半乳糖苷酶),长期可改善 DNA 高甲基化水平,减缓端粒的缩短速率等。

我们研究发现,在长期连续传代的多种细胞系中,氢分子的干预均起到降低溶酶体内衰老相关的半乳糖苷酶水平,减弱内质网应激水平,局限化自噬细胞比例等。在利用人胚胎脐静脉内皮细胞连续传代模型中,我们观察到第 6 代和第 13 代细胞氢分子持续干预组的端粒长度明显长于对照组,极限传代代数也明显大于对照组。对于病理性衰老的干预实验中,我们发现氢分子对延缓衰老的效果更为明显。如我们利用过氧化氢诱导的斑马鱼幼鱼促衰老模型中,观察到氢分子干预组(无论之前、现在、还是之后干预)均能有效地降低衰老相关的半乳糖苷酶表达水平。利用葡聚糖硫酸钠(DSS)诱导下的多种细胞模型中,可观察到氢分子组降低凋亡细胞比例,发挥延缓衰老的作用。

在我们合作者展开的老年小鼠研究中发现,氢分子可抵抗一组衰老相关性疾病的发生,并发现这种效应可能与氢分子抗炎作用和对菌群的改善有关,进一步的机制也正在探索之中。此外,对于皮肤病理性衰老的干预作用的观察中,也发现了氢分子展示出的抗炎、抗凋亡作用。

氢分子延缓衰老的优势及应用前景　　正如前述氢分子的作用特点和优势,应用于延缓衰老的干预之中,氢分子比起其他措施最大的优势在于安全性和易扩散性,如更容易透过血脑屏障,对神经系统衰老疾病的干预效果可能更加显著,值得我们在相关领域进行探索和深入研究。此外,对于衰老相关研究往往需要更长的研究周期,如何设计更加合理有效的干预方案也值得探索。当然,从细胞和动物模型中得到启发后转至在人群中研究,特别是随机对照,将为氢分子的延缓衰老作用提供更加有力的证据。除外对衰老及老年疾病研究的学术价值,氢分子干预手段在延缓衰老应用市场中蕴含巨大商业价值,值得更多的关注和社会资本投入。

本文及前一节的科学依据部分来自于科技部重点研发计划"主动健康和老龄化科技应对"重点专项中"基于菌群衰老干预措施的探索"子课题研究内容(项目编号2018YFC2000500)。

（赵　　超　复旦大学教育部/卫生健康委/医科院医学分子病毒学重点实验室）

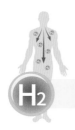

三、医学专家谈氢疗

1. 李小康：泱泱氢流，厚积薄发

- 日本国家儿童健康与发育医学中心移植免疫研究室主任，终身高级研究员
- 日本东京都立大学特聘教授
- 日本器官保存生物医学会评议员
- 国际移植学会、美国移植学会、美国基因与细胞治疗学会、日本免疫学会、日本移植学会会员
- 日本学术振兴会（JSPS）评审专家
- （中国）国家自然科学基金项目评审专家

• **您最早接触氢分子是基于何机缘？**

我初次接触氢分子是读到了一篇日本学者在 *Nature Medicine* 上发表的论文，文章内容是让脑缺血的大鼠吸入 2%氢气可以降低脑梗死的面积，并能够减轻缺血再灌注损伤和降低中风的风险。缺血再灌注损伤对于移植免疫领域或者临床移植手术领域来说，都是亟待解决的科学难题。

作为从事移植免疫学研究 30 余年的研究者，看到这么小剂量氢气就能够产生如此大的效果，我感到非常新奇和震撼，从此我对氢气产生了浓厚的兴趣，我觉得自己有能力也有责任在氢医学领域进行一些探索。迄今为止，我们科研团队已经开展了运用氢分子医学治疗缺血再灌注损伤、代谢性疾病、脑血管疾病、消化系统疾病等动物模型的研究，目前也取得了很多可观的成果，为推动氢分子疗法用于临床造福患者提供了一定的理论基础。不得不说，氢分子真的是大自然馈赠给人类的礼物！

• **经过这些年的研究，您认为氢分子疗法适合治疗哪些疾病？**

氢分子最突出的特点就是具有选择性抗氧化的能力，它具有很强的渗透性，可以快速到达氧化损伤的"危险区域"清除有害自由基。所以从理论上来讲,对于大多数以氧化应激损伤为病理基础的疾病,氢分子都是有一定治疗价值的。

我们研究团队近年来在肝脏、肾、小肠等器官的缺血再灌注模型上,都证实了氢分子的作用。氢分子可以通过减少缺血再灌注损伤而不改变血流动力学参数来减少器官的梗死面积,以及保护由全身炎症引起的多器官损伤,还可以作为移植供体的储存液减轻移植供体在体外的氧化损伤。在神经系统、代谢系统、消化系统的一些疾病模型中,我们也证明了氢分子有着一定的治疗效果。相信在广大科研人员的努力下,氢分子会有更加广阔的前景和未来。

- 您经过这么多年的研究,对氢分子有怎样的评价?

氢是自然界最简单的元素,也是宇宙中含量丰富的元素。与传统的抗氧化剂相比,氢分子制备简单、价格低廉、渗透性强、应用范围广、无毒无残留,并且能够抗氧化、抗凋亡、抗炎和保护细胞等,具有广泛而理想的临床应用前景。

- 目前氢医学有哪些困惑和展望?

关于氢分子的临床试验大约一半是在日本进行的。而在这些临床研究中,氢分子在疾病治疗方面有一定的统计学意义,但通常并不像我们在啮齿动物模型研究中观察到的那样明显。在未来的临床和应用研究中,我们还应该积极采用多中心、大样本量双盲对照研究,争取早日确定氢分子用于临床治疗的适宜疾病类型,为推动氢分子用于临床提供更加可靠的证据。再者,有关氢分子的安全性、有无不良反应等缺乏系统的生物安全评价,以及氢分子产品市场的"鱼龙混杂",这些问题的存在制约着氢分子由实验研究走向临床的道路。

目前,给予临床患者的治疗剂量也并未标准化,未来更多的研究应采用随机对照试验和现有资料的系统检索,期待能阐明包括剂量-效应曲线、对多种疾病的长期临床效应等在内的相关问题,这将有助于临床医生运用这一创新治疗手段来满足各种医学需求。希望氢分子能走在医学的最前沿,在治疗疾病的简单疗法方面取得长足进展,从而更好地为人类健康服务!

H₂ 2. 骆肖群：氢疗是皮肤病治疗领域的新亮点

- 复旦大学附属华山医院皮肤科教授,主任医师,博士生导师
- 上海市医学会变态反应专科分会候任主任委员
- 中日医学科技交流协会氢分子生物医学专业委员会主任委员
- 中华医学会变态反应学分会食品药品学组副组长
- 中华医学会皮肤病学分会免疫学组委员
- 中国医师协会皮肤科医师分会临床免疫亚专业委员会委员

> - 中国中西医结合学会皮肤性病专业委员会职业病学组委员
> - 中国老年学和老年医学学会老年病学分会皮肤病与皮肤衰老防治专家委员会常务委员
> - 复旦大学附属华山医院皮肤科免疫实验室主任

● **您最早接触氢分子是基于何机缘？**

作为一名接受正统西医教育且从医超过 26 年的皮肤科医生，平日接诊比较多的是过敏性和自身免疫性皮肤病患者。在不间断学习新知识的同时，日积月累的是对疾病诊治方式和生命本身的思考。西医日渐细分，采用的是"魔高一尺，道高一丈"的治疗手段。患者，尤其是老年和慢性病患者，经常是大把吃着各科医生开的药，很多的药物在治疗疾病的同时也摧毁了患者自身的平衡，导致疾病的真正诱因往往被忽视，实验室指标普遍成为诊治疾病的标杆。随着年龄和从医时间的增长，传统中医的理念开始逐步替代西医的惯性思维：中医的理念中没有"病"，而只有"证"；疾病从无形到有形，外界环境影响精神层面，出现气血运行的紊乱，最后才是病症的产生。因此，改善人体内外的平衡和寻求"大道至简"的治疗方式，可能是很多像我一样的医生内心所渴望的。

偶然的机会听说日本有医疗机构使用富氢水泡浴，使肿瘤和银屑病患者的病情得到很大改善。作为给复旦大学上海医学院本科生和研究生上了十多年皮肤免疫学课程的教师，每节课开始都会首先谈到人体的"天然免疫"和"获得性免疫"。"天然免疫"是我们与生俱来且伴随一生的，发热、皮肤屏障、pH 和酶等都是"天然免疫"中的重要部分，而"获得性免疫"则是我们在出生后通过免疫接种和不断接触病原微生物及致敏原逐步建立起来的。发热是每个人"天然免疫"的重要部分；皮肤是人体最大的免疫器官；氢分子在元素周期表的第一位，具有极强的渗透性和还原性——在热的作用下，氢分子经过透皮吸收，完全可以渗透进身体的各个脏器甚至细胞核来清除有害自由基带来的不良反应。从这三点出发，凭医生的直觉，个人认为氢分子完全有可能会成为新的临床治疗手段。

● **您经过这几年的临床研究，对氢分子有怎样的评价？**

首先，需要感谢我们的患者所给予的信任，在探索性的治疗中保持了很好的依从性，使我们得到了很多顽固性疾病的治疗经验。有了这些真实事件的数据，我们热爱氢并且相信氢分子将造福人类的信心得到了很大的加强，后续的研究也有了方向。

水（H_2O）在大自然中普遍存在，也是我们人体的组成成分，过去很多年的研究都集中于氧原子，而近来科学界逐渐发现氢分子在改善亚健康状态，包括疲劳、口腔溃疡、便秘、皮肤色斑等有很好的效果，在难治性疾病中也显示了一定的疗效。氢这个大自然中最常见的元素，也许是自然界赋予我们的一个礼物。

● **您认为氢分子适合治疗哪些皮肤疾病？**

在皮肤领域可能直观性更强，氢分子通过透皮吸收能很快地进入人体，改变人体尤其是皮肤的微环境和炎症状态,改善末梢微循环,在顽固难治性皮肤病治疗中给我们带来新思路。如我们在前面病例中展示的,它对红斑鳞屑性皮肤病(如银屑病、副银屑病、特应性皮炎、皮肤 T 细胞淋巴瘤)、血管炎(包括急性痘疮样糠疹、白塞病、青斑样血管炎、荨麻疹性血管炎等)、扁平苔藓以及黄褐斑等,都有一定的治疗或辅助治疗作用。

● 在这几年的氢医学研究中,您遇到哪些问题?

最大的问题不是来自于患者,很多患者在长期多方求医,接受过各种药物的治疗后,让他们尝试无毒无害的氢分子治疗,并不困难;困难可能更多的来自同行的认可和申报课题。中国医生的职业工作最为繁重,每个人都需要承担医、教、研多方面任务,大家能拿出时间到一起开会探讨非常不容易;而氢医学作为一个全新的理念,首先就要吸引住医生们的注意力。

2017 年我们成立了中日医学科技交流协会氢分子生物医学专业委员会,委员会成员来自全国不同专业和医院的知名专家。中日医学科技交流协会在民政部注册,由原卫生部现国家卫生健康委主管,是中日两国医药卫生、传统医药交流与合作的民间学术机构,同时也是国家批准的唯一的中日医学交流机构。但是由于缺乏政府拨款,所有的临床和科研要靠具有相关资质并符合规范的企业资助,导致在开展工作的过程中面临诸多难题。

氢分子医学作为新兴学科,由于缺乏既往临床研究数据借鉴,能提供的大多为实验室或动物模型数据,在伦理审批和课题申报上常常面临困境,如果不是因为氢的魅力,往往很难坚持。在此过程中,的确感受到西医的学术研究体系固化入人心,我们可能需要做更多的工作来引起大家对氢分子的关注。

● 您对氢医学有哪些困惑和展望?

在三年多的临床实践中,深切地体会到氢的神奇作用。有一次,我大学时代的老师左焕琛教授和我说:"你们应该好好研究一下,好好写本科普书,不要把氢写得包治百病似的。"但是在临床中,的确有许多的难治性疾病,在使用氢疗后获得改善。更值得欣喜的是,治疗后不但没有副作用,很多患者还有很多额外受益,包括体重、体脂、睡眠、皮肤改善等。当然,这其中也有疗效不佳或治疗后期出现抵抗的患者,需要在更多的尝试中加以总结。

日本的李小康教授,是国际上著名的研究干细胞移植的专家,近年来研究氢也完全是出于"业余爱好",但是和我们的感受一样,一旦进入到这个领域,就会被氢分子吸引。作为一名医者,我们对于新的医疗技术和产品非常关注,也愿意在可能的条件下进行尝试。但对于患者而言,如何获得来自第三方的相对正确的科普知识,从而配合治疗,还有待于大家的共同努力。

中国的医生面对庞大的患者群体,很难在有限的时间里向每一位患者详细介绍新的辅助技术。在医患双方的关系中,很多医生为了避免"推销产品"的嫌疑,也不愿意浪费自己宝贵的时间来介绍新技术。加之氢分子市场准入门槛低,产品良莠不齐,很多患者由于使用了质量低的产品而质疑氢的作用。

因此，非常希望借助社会的力量，比如协会、出版社、义工、社区组织等能在这方面做些工作，从而让患者和亚健康人群从中获益。我相信通过大家的努力，氢分子治疗会逐渐成为符合国家、医生及患者理念的有效手段，减少亚健康状态，并且以最小的投入和副作用缓解疾病状态。同时，来自真实病例的深入研究，会使我们更好地阐明氢的作用，从而提供更具说服力的循证医学证据。

H₂ 3. 刘春风：治疗难治性神经系统疾病，见证氢医学的潜力

- 中华医学会神经病学分会委员、帕金森病及运动障碍学组副组长
- 中国卒中学会理事
- 中国睡眠研究会睡眠障碍专业委员会主任委员
- 江苏省医学会神经病学分会主任委员
- 苏州市医学会神经内科专业委员会名誉主任委员
- 中日医学科技交流协会氢分子生物医学专业委员会副主任委员

● 您是如何与氢疗结缘的？

神经内科常见疾病有脑血管病、运动障碍病及睡眠障碍等，这些疾病虽然临床上有一些手段可以改善患者的病情和预后，但也有部分患者对药物的反应始终不理想。因此，希望可以找出一些新的治疗方法来帮助患者，这是众多科学家和临床医生的追求。

偶然一次机会，我们读到这样一个故事：2009 年奥地利著名女导演杰西卡的第三部长片作品《卢尔德》，描写一名因患多发性硬化瘫痪后依赖轮椅生活的女主人公克里斯汀，为逃避疾病带来的生活孤独，她决定做一次改变命运的旅行。她到比利牛斯山上的天主教圣地卢尔德朝圣，在这里她竟然康复了。而卢尔德圣水是目前发现氢分子含量最高的天然泉水，由此人们推断也许克里斯汀所患的多发性硬化真的有可能被氢分子治愈。这个故事点醒我们，氢分子有抗氧化、抗炎、抗凋亡的作用，那么发病机制涉及炎症、自由基氧化的疾病是否可以用氢分子治疗呢？比如帕金森病、脑血管病等。

据文献报道，有学者通过小鼠实验证明氢分子可以阻止黑质退化的发生和发展，防止多巴胺能细胞的丢失，从而证明氢分子很可能可以延缓帕金森病的发生和进展。基于动物实验研究结果，2003 年有日本学者通过病例对照研究纳入 18 名帕金森病患者，连续饮用 48 周的富氢水，同时采用左旋多巴治疗，观察患者运动症状改善情况。在 9 名接受富氢水治疗的患者组中，6 名患者在 48 周内运动症状改善。随后在 2016 年该学者扩大研究样本量，治疗方案不变，同样得出了富氢水有助于患者改善运动症状，并进一步验证了饮用富氢水的安全性。对这些研究结果，我们产生了浓厚的兴趣，在日本知名教授李小康的帮助下，我们开始组织开展氢疗的临床研究。

- **对氢疗有无怀疑，如何验证？**

刚开始从文献中接触氢疗肯定是怀疑的，众所周知氢是自然界最基本的化学元素之一，是地球上重要的物质组成元素。氢气曾一度被视为惰性气体，因电离性质、体积小，能轻易穿过细胞膜，因此几乎可以弥散到任意部位。众多学者发现氢气有抗氧化、抗炎、抗凋亡的作用，氢疗已经广泛地用于各类疾病的治疗，但氢疗的效果是否真的如众多研究结果描述的那样美好呢？

回顾文献，氢疗研究拉开序幕是 2007 年，日本科学家证明吸入 2％的氢气可以改善大脑的缺血再灌注损伤，在这样的背景下，我们决定首先在脑梗死患者身上展开研究，在通过医院组织的伦理审查后，我们一起开启了验证之路。

- **开展了哪些相应研究呢？**

我们在临床观察脑卒中患者使用氢气吸入治疗对抑郁症状及神经功能恢复的疗效，在试验中为了减少患者身体负担，降低因尿频而退出试验的概率，我们采用了氢气吸入的办法。我们随机将入组患者分为常规治疗组和常规治疗联合氢气吸入治疗组，并按 1∶1 分配。两组患者均给予脑血管病的常规治疗，氢气吸入组给予浓度为 3％～3.5％氢气，120 分钟/次，连续治疗 10±1 天。在患者基线治疗 10±1 天、1 个月采用汉密尔顿抑郁量表（HAMD）评分评价抑郁症状，汉密尔顿焦虑量表（HAMA）评分评价焦虑症状，美国国立卫生研究院卒中量表（NIHSS）评分、改良兰金量表（MRS）评价神经功能，简易智力状况检查法（MMSE）评价认知功能，以上评估均由受过一致性培训的心理测评人员进行量表评估。

我们的临床试验最终纳入 24 名患者，两组各 12 例，经统计分析发现常规治疗联合氢气吸入治疗后患者的焦虑、抑郁改善，尤其明显的是对于焦虑的改善，同时经氢气治疗后患者神经系统缺损症状恢复较好，而认知功能亦有改善的趋势。虽然我们的临床研究样本有限，但也初步证明了氢气治疗对于脑卒中患者是有益的，这些结果为后续的研究奠定了良好的基础。

- **您对氢疗有哪些展望和困惑呢**

氢疗本身无创、副作用小，摄入安全性高，未来我们自然希望氢疗可以广泛用于神经系统疾病，能为患者提供多一种治疗选择。但是目前有关氢疗的研究大部分是基于动物实验，且大多采用富氢水的治疗，水剂治疗运用到临床上会对患者身体造成不同程度的负担，如果这些研究成果都是确实有效的，那么如何能提高氢分子摄入的安全性，运用到临床上让更多的患者受益，这些问题值得我们深入探讨。同时，如何更加可靠地评估氢疗的有效性，是否有更好的检测手段可以检测到氢疗前后相关指标的变化，而不仅仅依靠患者临床症状的改变，从而增加氢疗的信服度，这也是氢疗在临床应用推广中亟待解决的问题。

H₂ 4. 曲伸：氢疗是自由基"清道夫"

- 同济大学教授，主任医师，博士生导师
- 南京医科大学教授，博士生导师
- 上海市第十人民医院内分泌科主任
- 上海市领军人才，上海市医学领军人才，浦江人才
- 国家标准化代谢性疾病管理中心（十院）主任
- 上海市甲状腺疾病研究所执行所长
- 同济大学医学院甲状腺疾病研究所所长
- 中华医学会内分泌学分会常委
- 中华预防医学会糖尿病预防控制委员会常委
- 中国医师协会内分泌科医师分会全国委员
- 上海市医学会内分泌专科分会副主任委员、肥胖学组组长

- **您最早接触氢医学是什么时候？**

我是一名从事临床工作 35 年的医生，曾经在神经内科、内分泌科的不同领域工作过，最近主要专注于肥胖及代谢综合征以及甲状腺疾病的临床工作并开展临床医学的科学研究工作。多个领域工作经验的积累使得我乐于接触和吸收不同领域的知识和技术手段，这其中就包括中医和氢分子。

海军军医大学的孙学军教授是我的老朋友，孙教授课题组开展了很多氢生物医学的研究，证实了氢分子对多种疾病有治疗作用。在孙教授的介绍下，我加入氢生物医学研究的学术圈，深入了解相关知识，并开展了与代谢相关的临床研究。氢分子可以作为一种抗氧化剂来中和体内产生的自由基，对肥胖和代谢综合征具有改善的作用，但是代谢相关疾病有好多种，每一种的病因也不尽相同，而氢分子到底会对哪些疾病产生改善作用，其具体发挥作用的机制可能不尽相同，非常有必要进行深入的研究探讨，虽然现在氢疗对大众来说或许还有一点陌生，但随着氢医学的不断发展和推广，氢疗很有可能成为今后人们日常生活中的一部分。

- **经过几年的临床研究，对氢疗有怎样的评价？**

氢疗作为一种新的治疗手段在当下还算是一种新鲜事物，因此我们要非常感谢参与我们临床研究的患者给予我们的配合、支持和信任，能够使得我们的研究可以顺利进行。氧化应激产生的过量自由基会损伤细胞内的 DNA，同时也会引起机体信号传导通路的异常，这是多种代谢相关疾病如肥胖、代谢综合征、脂肪肝等疾病发生的诱因之一。

目前临床上已经在使用抗氧化剂如维生素 E、SOD 等开展相关疾病的研究和辅助治

疗。与其他的抗氧化剂相比，氢疗更加安全和便捷，在不久的将来，氢疗将会拥有一个更加广阔的应用前景。

● 经过这些年的研究，您认为氢疗适合治疗哪些代谢疾病？

在代谢领域，氢分子对肥胖和代谢综合征都有一定的治疗作用，氢分子对代谢综合征的治疗已有许多文献报道，我们的临床研究也发现氢分子可以一定程度地改善肥胖患者的体质指数（BMI），减轻体重。我们的研究也发现氢分子对脂肪肝有着较好的改善作用，对部分脂肪肝患者而言，氢分子还可以同时改善高血脂和高胆固醇。

● 在几年的氢医学研究中，您遇到哪些问题？

氢分子对很多的疾病确实有很好的疗效。但是由于目前整个社会对氢分子的认知还不够，认可度也有待改善。相关产品、治疗手段以及临床试验的开展所需要的资格、资质的审批经常会遇到各种困难。同时在开展相关的科研工作的时候，我们也发现氢医学缺乏相应的配套的科研试剂产品，能够提供相应科研服务的企业也屈指可数。

我觉得要想提高国家和社会对氢医学的认可、重视和支持，还需要投身氢医学的科研工作者和相关企业做出共同努力，在氢分子适应证中有选择地重点突破，将其作为一种医疗手段而非保健手段进行方方面面的攻关和研究。同时，相关企业也要积极推出保健、医疗、科研的产品和全方位的服务。大家共同努力，以期待氢医学有更大的发展。

● 您对氢医学有哪些困惑和展望？

经过近年来的临床实践和学术交流，我真切地看到氢分子对于包括皮肤疾病和代谢性疾病在内多种疾病的较好疗效，包括体重、体脂、睡眠、皮肤改善等。当然我们也发现氢分子不是对所有疾病，即便在对某一些疗效较好的疾病也不是对所有的患者都有效。氢分子会不会对某些疾病有加重的风险，我们也还不得而知。我们注意到目前有些资料可能会让民众有一种氢分子能治百病的错觉，我觉得这对氢医学的正确发展是不利的。在氢医学今后的应用推广工作中，非常有必要建立一个专家共识或相关的指南，为氢分子在医学中的应用指出一个正确的范围和指导方案。

H₂ 5. 苏励：风湿不胜愁，氢水或可托

- 上海市名中医
- 上海中医药大学附属龙华医院风湿病科主任医师，博士生导师
- 中日医学科技交流协会氢分子生物医学专业委员会常务委员
- 中国中西医结合学会第四、五届风湿病分会副主任委员
- 中华中医药学会风湿病分会常务委员
- 上海中西医结合学会理事及第一、二届风湿病专业委员会主任委员
- 上海市中医药学会风湿病分会副主任委员

• 您是因何想到尝试用氢分子辅助治疗强直性脊柱炎的？

强直性脊柱炎多以腰背疼痛为主要表现，中医归为痹证的范畴。其实从战国到秦汉时期，中药熏蒸疗法就开始了在痹证中的运用，如《黄帝内经》提出"其有邪者，渍形以为汗""除其邪则乱气不生"，又指出"风寒湿三气杂至，合而为痹也。其风气胜者为行痹，寒气胜者为痛痹，湿气胜者为着痹也"。此中"渍形"即是熏蒸治疗，通过熏蒸发汗达到治疗痹证的目的。氢水浴类似中医的熏蒸疗法，和中医治痹的基本观念相似，而且运用了现代技术，做到小分子、渗透性强，具有抗炎、抗氧化作用，所以当时我就尝试将氢水浴作为一种辅助治疗强直性脊柱炎的手段，并做了一点临床研究，取得了较好的效果。

• 您认为氢分子适合治疗哪些风湿免疫疾病？

在风湿免疫疾病中，我认为除了上面提到的强直性脊柱炎之外，一般以关节炎为主要表现的疾病可以尝试使用氢分子辅助治疗，如：类风湿关节炎、银屑病关节炎、变态反应性关节炎等；我也曾给局限性硬皮病患者使用氢水浴，取得了较好的效果。但是由于风湿免疫疾病多为多系统累及的疾病，临床异质性极强，所以建议患者使用之前，先咨询专业医生是否适合使用氢水浴治疗。

• 您对氢疗有哪些困惑和展望？

氢疗是一种有前景的物理治疗手段。它有疗效佳、无创伤、治疗过程无痛苦。只要严格按照要求及适应证操作，无明显副作用。但是如果真正进入临床治疗，目前仍存在一些问题，如哪些患者适合氢疗，应用氢疗还需要针对不同性质的疾病建立标准的操作流程（SOP），价格也相对较贵，等等。从临床医生角度讲，我们希望有更多规范的临床研究来支持氢分子治疗疾病，为临床医生提供更多的循证医学证据。

H₂ 6. 顾晋：富氢水在肿瘤发病前到治疗后的应用

- 北京大学首钢医院院长，主任医师、教授、结直肠肿瘤外科主任、博士生导师
- 中华医学会肿瘤学分会副主任委员
- 中国抗癌协会大肠癌专业委员会主任委员
- 京津冀大肠癌医师联盟主席
- 北京医学会副会长
- 北京医学会肿瘤专业委员会副主任委员
- 北京医师协会副会长
- 北京医师协会肿瘤专业委员会主任委员
- 中日医学科技交流协会氢分子生物医学专业委员会副主任委员
- 美国外科学院院士（FACS）

- 法国国家外科科学院外籍院士
- 美国结直肠外科学会 Fellow(FASCRS)
- 亚洲外科学会会员
- 国际结直肠外科学院会员(ISUCRS)

　　肿瘤是一门古老的学科,人类与肿瘤的博弈从未停歇。2012 年全球癌症流行病统计数据(GLOBOCAN)评估显示,全球范围内约有 1 410 万例癌症病例,820 万例患者死于肿瘤。随着发病率的增加,近十年来有关肿瘤的治疗研究进展迅猛,不论是手术方法、放疗或者化疗药物都有新的突破。目前,针对中晚期肿瘤患者的多模式治疗已在多个领域得到推广,并已被写入多个国际指南中,有效提高了中晚期肿瘤患者的生存率。然而伴随治疗而来的常常还有患者生活质量的下降,常见的如放化疗药物带来的副作用。

　　氢分子医学是一项新兴学科。研究显示,氢是自然界含量较多的元素之一,也是最简单的元素,氢气是具有一定还原性的双原子气体。既往,氢气一度被认为是生理性惰性气体。直到学者发现给动物吸入氢气后可以有效地清除自由基,显著改善脑缺血再灌注损伤,并发现氢气溶解在液体中可以选择性地中和羟自由基和过氧亚硝酸阴离子,这是氧化损伤的最重要介质,由此认为氢气有选择性的抗氧化作用。

　　自由基是氧化应激的代谢产物,研究表明,恶性肿瘤患者往往氧化应激水平升高,而抗氧化水平降低。在肿瘤的发病机制中,自由基对肿瘤细胞的生长、增殖、浸润和转移均具有重要的意义,过量的自由基可导致细胞基因稳定性下降并转化为恶性肿瘤。虽然目前已有运用抗氧化药物治疗肿瘤的报道,但由于这些药物无法有效作用于靶目标,且可能影响正常的生物信息通路,因此存在较多质疑。而氢分子作为渗透性极强的选择性抗氧化物质,有望作为有效的自由基清除剂来辅助治疗肿瘤。

　　除了抑制肿瘤的发病以外,氢分子对晚期肿瘤放化疗带来的副作用也有一定的缓解作用。其中放化疗是目前现代医学治疗恶性肿瘤的重要手段,近年来更引入了新辅助放化疗的概念。但由于放化疗的针对性较弱,在对肿瘤细胞杀伤的同时,对正常组织也有一定的杀伤,导致轻重不一的不良反应。临床常见的有骨髓抑制、胃肠道反应、肝肾损伤、体质状况的损害等,给患者带来了巨大的痛苦并限制了该类治疗的临床应用。研究显示,口服及泡浴富氢水可改善放化疗患者的生活质量,对骨髓抑制及肝肾损伤有一定保护作用,更可以有效缓解失眠、食欲丧失和恶心呕吐等症状。

　　氢医学作为医学领域的新生力量,对肿瘤领域存在诸多潜力。总结来说,通过增加疗效、缓解不良反应到提高患者生活质量,氢医学将为中晚期肿瘤患者的治疗、护理和临床关怀提供新的策略。

7. 王久存: 新型医用小分子——氢分子

- 复旦大学生命科学学院、人类表型组研究院教授,博士生导师
- 复旦大学人类遗传学与人类学系主任
- 复旦大学风湿免疫过敏性疾病研究中心副主任
- 中日医学科技交流协会氢分子生物医学专业委员会副主任委员
- 上海人类学学会副会长
- 上海市遗传学会秘书长
- 硬皮病临床与研究国际协作网(InSCAR)副理事长

● **您最早接触氢分子是什么时候?**

我的主要研究领域是自身免疫性疾病,我们发现炎症与氧化是导致自身免疫性疾病发病的两大重要因素。近年来,氢分子的作用受到了越来越多科学家的关注,多项研究发现氢分子主要是通过内源性抗氧化、抗炎症和抗细胞凋亡发挥作用。因此,我们推测氢分子很可能成为自身免疫性疾病的一种有效治疗手段。基于此,我们开始接触氢分子,并期待深入了解其在机体内的具体作用机制,为推动氢分子用于临床治疗自身免疫疾病提供理论基础。

● **经过这些年的研究,您认为氢分子适合治疗哪些疾病?**

氢分子作为治疗疾病的一种新型手段,其主要通过抗氧化、抗炎症发挥作用。氧化损伤、慢性炎症是多种疾病的发病原因,同时也可作为治疗靶标。因此,氢分子在多种氧化损伤及炎症相关疾病的治疗中将具有突出的优势。我国学者多年的体外实验研究也发现,氢分子对氧化损伤相关的疾病,如脑卒中、脑缺血再灌注损伤、神经退行性变等神经系统损伤性疾病,以及高血压、心脏缺血再灌注损伤、心肌肥厚、动脉粥样硬化等心血管疾病都具有明显的治疗效果;其次,氢气能够抑制关键炎症信号通路的活性,减少炎症因子的表达,抑制炎症性肝损伤等。此外,华山医院骆肖群教授团队研究显示,氢分子在皮肤疾病治疗中也显示出较强的优势,包括皮肤免疫性疾病,如银屑病、特应性皮炎等。自身免疫性疾病作为典型的氧化损伤及炎症相关疾病,将会在氢分子治疗中获益。

● **您经过这么多年的研究,对氢分子有怎样的评价?**

氢分子是一种新型医用小分子,可作为多种疾病的理想药物。它可穿透细胞膜而扩散到胞质中且容易靶向细胞器。大量的动物实验及临床观察显示,氢分子在多个系统的疾病治疗中具有独特优势。此外,目前体内氢的摄入方法多种多样,包括吸入富含氢气的气体、口服富氢水、注射富氢生理盐水、富氢水泡浴、富氢生理盐水滴眼液等。我们相信,随着研究的进一步深入,氢分子在疾病治疗中会获得更广泛的应用。

• 您对氢分子有哪些困惑和展望？

尽管氢疗在多种疾病领域展现出了神奇的效果，但距离真正应用于临床，还有很长的路要走。目前的氢分子研究缺乏具有说服力的循证医学证据，进一步开展多中心、大样本的随机双盲对照研究是氢分子走向临床必不可少的步骤。此外，目前仍缺乏业内共识或专家指南来指导氢分子在不同疾病领域中的合理利用。再者，市场上关于氢疗的产品良莠不齐。最后，与很多大家耳熟能详的治疗方式相比，氢疗作为一种新兴的治疗技术，公众对其知之甚少。这与其研究群体数量少有较大关系，同时也缺乏公众媒体的科普宣讲。我们期待更多的科研和医疗工作者、媒体工作者、患者朋友等有志之士，加入到氢分子研究和推广之中。

H₂ 8. 刘天舒：氢是大自然的控癌代码

- 复旦大学附属中山医院教授，主任医师，博士生导师，肿瘤内科科主任，肿瘤教研室主任，伦理委员会委员
- 中国临床肿瘤协作中心（CSCO）理事
- 上海市医学会理事
- 中国抗癌协会胃癌专业委员会委员
- 中华医学会临床流行病委员会委员
- 上海市医学会临床流行病学和循证医学专科分会主任委员
- 中日医学科技交流协会氢分子生物医学专业委员会副主任委员
- 上海市临床研究伦理委员会委员
- 中国生物医学工程学会肿瘤靶向治疗技术分会常委
- 中国老年学和老年医学学会肿瘤康复分会常委

我是在偶然的机会下接触了富氢水。那一年，在大学同学的邀请下，第一次去尝试了富氢水温热浴。还记得那是 2016 年的夏天，一走进坐落在梧桐树大道旁的独栋别墅，顿时感受到了浓浓的日本风情。温馨、简洁的店内装修已经让都市人紧绷的神经慢慢放松下来。在前厅换好店内提供的一次性拖鞋，前往更衣室，经主人介绍说，体验中心的氢水洗浴设备是从日本进口，包括安装和调试的师傅都是从日本请来的。泡浴前服务生先测量体温和血压，做对比前后体温变化值用，同时提醒药物难以控制的高血压患者是不适合泡富氢水温泉的。每位测试者使用的富氢水都是现场机器制作，每人单独使用，完成一位后一定是全部新水，整套设备进行最高级别的消毒清洁。浴缸中同时有个氢气发生器，泡浴过程中水温会逐渐升高，服务生会非常友好在旁边了解每位用户的身体感受和舒适度，温泉的水温最高停留在 42 ℃左右。开始以为这个温度的水温可以泡很长时间，然而 12

分钟后就感觉到了明显的乏力，头上大汗不止，服务生会走来，请客人结束泡浴，这时还会为客人再次测量体温和血压，很神奇，体温上升到了 39 ℃。

体验中心的工作人员解释，这是氢的作用，氢的穿透力非常强，虽然是短短的 12 分钟，氢已经穿透皮肤深入人体内，并导致了人体温上升，而 39 ℃ 左右是一个杀灭人体内癌细胞非常有效的温度。癌细胞对这个温度非常不耐受，不会影响人体健康的组织，这也是氢在预防和治疗癌症方面的作用体现。工作人员还介绍说，随着来体验中心的次数增加，富氢水泡浴时间还可以根据每个人的体质有所增加，一般情况下，20 分钟的温热浴时间就可以达到治疗级别了，坚持几个疗程可以有一定的好转。

此时正好一位满面红光的老者从里面走出来，工作人员介绍说，他是肿瘤晚期患者，一直在坚持治疗。老者也是经朋友介绍来这里尝试。不想几个疗程下来，整个人的精神状态都变好了，就像一个正常的人。老者去医院做检查，虽然肿块没有明显的大小变化，但是也没有医生之前担心的大面积扩散和肿块的继续增长。老者讲，现在他的食欲比之前好很多，讲话也有力气。

作为一个肿瘤科医生，我不会轻易相信这样的泡氢水浴可以治疗肿瘤，但是我也不否认作为一种辅助手段，在肿瘤患者的整个生命周期中起到康复作用。

我们也尝试着对这种新的模式采用科学的研究方法来论证，我们的研究显示（具体请见本书第 59 页），富氢水温热浴可以提升肿瘤患者的总体健康状况。与此同时，我们还可观察到接受富氢水浴的患者其失眠、食欲丧失和恶心呕吐的程度呈下降趋势，其中患者失眠的症状有较好改善。虽然研究样本量不大，但都支持富氢水温热浴可有效提升实体恶性肿瘤患者的生活质量，尤其是对睡眠、食欲等症状的改进带来帮助。

- **为什么吸入氢气和富氢水泡浴对某些癌症患者有辅助治疗作用？**

日本学者最早开始氢分子控癌的研究，氢分子通过对抗氧自由基，抗炎症，维护线粒体的正常功能，直接参与调节免疫功能，来达到控制癌症的作用。讲得直接一点，就是改善人体微循环，达到抑制癌细胞的增殖等。

- **哪些肿瘤患者适用吸入氢气或者富氢水温热浴的辅助治疗？**

不能否认，氢气作为一种物质，可以清除氧自由基。实际上肿瘤患者在疾病的任何阶段都有大量氧自由基的产生，因此作为一种辅助的康复手段，可以在任何时间使用。当然晚期患者如果失去了有效的治疗手段，该方法可能是尚存不多的可以依赖的手段了。

- **吸入氢气和富氢水泡浴的辅助治疗效果体现在什么地方？**

从目前的数据来看，一个是改善治疗过程中的不良反应，其中皮肤的不良反应的改善应该是最明显的，其次是对睡眠质量的改善。当然也有一些案例会谈到有肿瘤标志物的下降或者肿瘤的缩小，我想这个是更多的源于其他的治疗手段，如药物治疗或放射治疗。当然在有一个很好的辅助手段的保驾下，也可以使原本具有比较大的副作用发生的治疗手段变得更为轻松和耐受，使这些治疗能够得到最大化的疗效。

- **氢疗可以算是免疫治疗吗?**

我不认为氢疗是免疫治疗。免疫治疗,这个词用得太滥,以致任何说不明白的抗肿瘤治疗就说是提高免疫力的免疫治疗。实际上,这些年对肿瘤的免疫治疗的认识已经有了实质性的进展。人体的免疫系统是可以监控肿瘤细胞的,但是肿瘤细胞具有的一项生存能力就是逃逸我们免疫系统的监控。所以从肿瘤免疫治疗的策略来说,一个是主动免疫,通过注射疫苗产生更多的抗原,来增强机体的免疫反应;另一种是目前最热门的免疫检查点抑制剂的治疗。免疫检查点,也称免疫哨卡,肿瘤细胞通过哨卡将免疫细胞绑架了,导致免疫细胞不能发挥功能。这类药物实际是掐断了这种哨卡,释放了免疫细胞,使其发挥杀伤肿瘤细胞的功能。的确这类药物在相当一部分肿瘤中,如恶性黑色素瘤、肾癌等发挥了很好的疗效,继而在更多的肿瘤中看到了以往没有的效果,这项成果也获得了诺贝尔奖。所以真正有效的免疫治疗是能够看到肿瘤在短时间内缩小,继而保持长期有效的治疗结果,氢疗应该没有这样的功能。

- **您的案例能够说明氢疗是有效的抗肿瘤疗法吗?**

我们认为有效的抗肿瘤治疗一般是要经过大量研究论证的,也就是要通过在不同的人群中科学研究,这个就是临床研究的概念。只有通过设计良好的临床研究得出了对临床有意义的结果,有了这样的证据,临床医生才能够放心地使用和推荐。所谓设计良好的研究,就是要平衡患者除了所要研究的"氢疗"外,其他治疗方案都要保持均衡。患者的基线状态,即肿瘤的类型和分期,治疗的阶段都要保持相对一致,这样得出的结论才相对可靠。还有很重要的一点是对于观察的结果要明确,如果想说明氢疗能够延长生存,那么就要随访到生命终止。如果想说明氢疗能够减少复发,那么就要设置定期随访的时间间隔和随访的工具(CT检查或是抽血看肿瘤标志物的变化),直到出现明确定义的复发。

- **最近有一本《氢气控癌》的专著出版了,四位院士联名作序推荐这本书,您怎么看这个问题?**

的确,这是国内第一部氢气控癌方面的专著。其中有大量的例子说明晚期肿瘤患者在其他治疗无望时通过吸氢获得了较好的结果。其中很多病例都是广州的肿瘤专家徐克成教授亲自走访和收集的,也附上了患者详尽的临床资料和临床感受。不能否认这些是氢气控癌的证据。虽然都是个案,但也是证据,只是科学性还会受到一些挑战,毕竟不是大规模临床试验的结果。

恶性肿瘤,尽管这些年的治疗有了长足的进步,但是疗效还是不尽人意,而且新型药物的治疗成本高居不下,因此不能满足广大的肿瘤患者的治疗需求。院士作为该专业领域的最高学术引领者,不仅在学术上,更是在思想层面考虑肿瘤与人类的关系。就像汤钊猷院士所说,对付"癌症"的战略,光"消灭"不够,还要"改造"。从这些鲜活的例子中,院士们感悟到大自然中必定已经存在对付肿瘤的办法,只是人类还无法去捕捉到。氢,可能是大自然设置的控癌代码,但是要去解密,仍然需要更多的探索。

H₂ 9. 赵超：从"不务正业"到无心插柳的氢医学之旅

- 复旦大学教育部/卫生健康委/医科院医学分子病毒学重点实验室，副教授，硕士生导师
- 国家老年疾病临床医学研究中心（复旦大学附属华山医院）教授，课题组长
- 中日医学科技交流协会氢分子生物医学专业委员会常务委员
- 复旦大学基础医学院病原生物学系副主任
- 复旦大学老年基础医学研究所副所长
- 复旦大学卓学人才计划
- 法国科学院里昂蛋白质化学与生物学研究所客座研究员

- **"不务正业"与无心插柳**

大约在 2014 年，我刚从法国留学归国，正热血沸腾地跟随导师闻玉梅院士开展一项应对我国老龄化危机的战略研究，以及从医学角度探索可能的解决方案。在外人看来，我作为一位感染专业研究者，做些老年健康的研究，颇有些"不务正业"味道。其实在做之前，我也有此短暂的顾虑。闻院士则耐心地跟我沟通，从国家战略、母校发展、个人机遇等问题帮我很快打消了困惑。后来母校成功申请到国家老年疾病临床医学研究中心，国家大力重视老年健康，大家无不敬佩闻院士的高瞻远瞩和过人魄力。在我们欣慰之余，已过耄耋之年的闻院士在她的新事业上又要开花结果了（促进教育资源共享的《医学与人文》课程在全国引起广泛关注；新社会环境下人群心理健康问题提上日程）。而我也已经在闻院士的指导下，在老年感染和免疫基础研究领域，有了一些积累。氢分子的研究就是在这样的时期和背景下，纳入我的研究范畴的，虽然不是核心，不是"正业"，却很引人入胜。因为在逐渐探索过程中，我从怀疑到惊奇，再到激动，也是我们探索未知世界的一个过程（另外，我发现导师以前让我读的书、掌握的本领在不经意间都派上了用场）。

氢分子医学与老年感染和免疫及衰老性疾病防治是如此的契合，恐怕也是外人难以理解的。大胆假设，小心求证，对未知事物心存敬畏，心存好奇——闻院士也在鼓励着我、引导着我"厚积薄发"，"为国为民"做"顶天立地"的好工作。从"不务正业"到无心插柳，科学的魅力就在于它的不确定性。

- **结识一群志同道合的"痴人"**

当我第一次听说氢分子医学时，内心充满怀疑——这种溶解性这么差的气体能有什么作用？该怎么去研究呢？当然我有良好科研训练经历，并不怕新事物的挑战。查文献，读文章，和不同专家讨论，交流，独立思考，审视研究意义和可行性……再决定是否动手——当然结果大家都知道——我动手尝试了。在 *Nature Medicine* 上有一篇被引用了近 1 000 次的

文章,有世界不同国度同行每年发表大约200余篇文章,国家自然科学基金委都开始有资助项目的背景下,我要评估的是它是否符合我的研究兴趣,而不再是这项研究有无意义。

以前沿进展证据、逻辑推断支持,我开始了氢分子的探索性研究。围绕衰老问题,围绕感染,我发现了一些新东西。这促使我很想了解更多。而正在此时,我遇到了一群同样"不务正业"的、有梦想的"痴人"(大部分人还是我的师长),他们大多已是各领域的权威,有自己的话语权领地,而在氢分子医学面前,他们又都是那样的虚怀若谷,甘当小学生。我得以从与他们有异的角度去看待氢分子,褒贬不一,百家争鸣;我也力图从这些支离破碎的证据中寻出些规律,以便提出我的"科学假设"。不同的临床观察,也体现出这群好医生的独到之处——敏锐、细致、博学、投入。在氢分子生物医学专业委员会里,我们"但行好事,莫问前程"。就是这样一群主任医师和教授们,经常在大半夜,或为一个突发奇想,到微信群里交流一段,或看到一篇好的研究,急忙和大家分享——而这些不是我们的"正业"。

- **前途光明的道路不一定好走**

人民群众对美好生活的向往就是我们奋斗的目标。在这个充满大爱的群体里,我感受到大家对事业的热情,更有对人民健康的责任。心系患者安危,不计个人得失,我们所做不是停在嘴上,而是在各自专长领域默默探索。特别是人民群众对健康需求不断高涨的今天,不是徒有热情就能做好事情的。作为一项开创性研究,没有大资金的投入,即便医生群体也仍需教育的背景下,开展起来难度可想而知。你看到前方的明灯指向,却并不一定可以走上坦途。好在有这么一群志同道合的人在一起奋斗,前进之路看起来就不再那么困难。

- **赠人玫瑰,手有余香**

氢分子研究是一个较新的领域,尤其在国内,尚处在起始阶段,缺乏专门研究平台。氢分子生物医学专业委员会给了我们交流的平台。在骆肖群主委的号召下,大家贡献自己的力量。或分享观察到的现象,或对最新进展进行跟踪,或尝试建立平台。我很庆幸能身处其中。我和我团队的小伙伴们发挥实验平台技术优势,从一开始就设想要先把基础研究平台建好,包括富氢水在细胞培养体系的给药途径、保持方法、斑马鱼平台的应用、小鼠模型的应用等。虽然经历了很多失败的尝试,但每当我们取得成功,我们会第一时间把经验分享给大家。当看到氢分子生物医学专业委员会的成员们对这些研究越来越有信心时,我也体会到协作的乐趣。我们也都坚信这样的互惠机制会一直保持下去,分享、协作、共生、共赢,这必将推进氢分子医学事业的不断发展。

H₂ 10. 杭晶卿:氢疗有望成为呼吸系统疾病治疗手段之一

- 上海市普陀区人民医院呼吸内科主任,主任医师
- 中华预防医学会呼吸病预防与控制专业委员会委员

- 中国医师协会变态反应医师分会第一届委员会委员
- 全国基层呼吸疾病防治联盟副主席
- 中国慢阻肺联盟委员
- 上海市医学会呼吸病学专科分会委员
- 上海市医师协会呼吸科医师分会委员
- 上海市康复协会呼吸专科分会副主任委员
- 上海基层呼吸疾病防治联盟执行主席
- 上海慢阻肺联盟委员

- **如何与氢疗结缘？**

行医30余年已养成了一个习惯，我对一个新药应用，除了详细了解药物的作用机制、适应证、禁忌证和临床疗效等相关内容外，还特别喜欢亲身感受个体病患对药物治疗的反应。因而，在2017年当一位同行朋友提及氢对人体有益，其父亲饮用富氢水以后，自我感觉哮喘症状有明显改善，并自行将抗哮喘药物减量，当时本人对此是持怀疑态度，也未加以关注。约半年以后，其父亲来我院进行随访，我们发现患者肺功能发生了变化，虽然通气功能有所减退，但弥散功能完全恢复正常。事实胜于雄辩，这极大激起了本人对氢疗的兴趣。查阅相关文献发现，早在2007年日本学者在《自然·医学》杂志上发表文章，阐述少量氢分子即具有选择性抗氧化作用，可减轻大鼠脑部缺血再灌注损伤，氢分子选择性清除毒性自由基，但不影响其他具有正常生理功能的自由基。首次证实氢分子是具有生物活性的分子，掀起氢分子运用于生物医学领域的研究热潮。到目前为止，氢疗对脑梗、类风湿关节炎、代谢综合征等疾病的治疗益处已显现。

- **对氢疗有无怀疑？如何验证？**

对氢疗的认识是从最初的怀疑到目前认真学习、初步研究阶段。氢是一种化学元素，也是宇宙中含量丰富的元素之一，其原子是自然界最小的原子。氢具有很强的还原性，与氧发生化学反应生成水；能选择性中和有毒活性氧而不会导致氧化还原失衡；迄今没有发现氢气具有任何副作用。氢气是自然界分子量最小的气体，渗透性很强，可被人体快速吸收。人体可以通过多种途径获取氢：经呼吸道吸入氢气、经血管输入富氢生理盐水、经皮肤富氢水泡浴、经消化道饮用富氢水等。这一特性将使氢广泛用于治疗不同系统的疾病。

文献检索显示，虽然氢用于治疗呼吸系统疾病的研究大多在动物实验阶段，但都取得可喜的结果。2017年中国和日本学者发表的研究结果提示，富氢水减轻香烟导致肺的炎症反应、氧化应激和黏液高分泌，改善慢阻肺大鼠的肺功能及肺病理改变。富氢水减轻香烟导致肺的DNA氧化损伤和细胞早衰，减轻香烟所致小鼠的肺损伤，表现为减轻肺泡腔扩大和肺泡壁的破坏。2018年钟南山教授团队的研究进一步证实，吸入氢气减轻香烟导致的气道炎症、黏液高分泌和炎性介质释放，抑制香烟导致的慢性阻塞性肺疾病发生。同年,有学者发表氢疗对哮喘的影响,显示吸入氢气改善哮喘小鼠肺功能、黏液分泌,减少炎症反应和氧化应激。这些动物实验研究结果验证了氢具有治疗和预防慢性气道疾病的作用。

- **您开展了哪些相应的研究工作?**

氢疗用于呼吸疾病的研究目前还处于动物实验阶段,尚无严格的随机、双盲、对照组研究。我们也仅仅对 5 位呼吸系统疾病患者进行氢疗前后观察。其中 3 位是男性慢性阻塞性肺疾病患者,年龄 59～79 岁,抽烟史＞20 包/年,肺功能为重度和极重度减退,最严重的患者肺功能 $FEV_1\%$ 预计值仅为 18.9％;1 位为女性重症哮喘患者,需长期口服激素才能控制哮喘发作;1 位为间质性肺疾病患者。主要的临床表现为咳嗽、咳痰、气促,第 5 位患者咳痰症状相对较轻。该 5 位患者在原有治疗基础上加氢气吸入。吸入氢气浓度为 6.7％～7.0％,1.5 小时/天,共 60 天。观察指标:治疗前后临床症状和肺功能变化。经过 60 天吸入氢气治疗,临床症状最主要的改变为咳痰:在最初吸氢 2 周内痰液易咳出,2 周以后痰液明显减少至无痰——患者临床症状的变化与动物实验结果相类似,说明氢减轻了慢阻肺患者气道黏液高分泌;其次,吸氢气后患者自觉精神状态有改善;肺功能方面,吸入氢气前后通气和弥散功能未见明显变化。虽然只是非常粗浅的个案观察,但已能初步发现氢气在减少或抑制慢性气道疾病患者黏液高分泌是有益的。异常黏液分泌是该类疾病重要的病理生理过程,是治疗的重要靶点,值得从这点做深入、广泛的研究。

- **对氢疗有哪些展望和困惑呢?**

目前的动物实验研究均证明,氢疗对各类氧化应激和炎症相关的疾病有益,氢疗在治疗慢性阻塞性肺疾病、哮喘等呼吸系统等疾病中取得了理想的效果,并且氢气作为一种选择性抗氧化剂,针对毒性自由基进行中和作用,作用产物只有水,不会对人体产生任何副作用。因此,氢疗有望成为一种安全、有效的治疗呼吸系统疾病的手段。

氢疗广泛用于临床还有诸多问题有待进一步的研究。如,哪一种呼吸系统疾病、哪一种疾病表型能从氢疗中获益? 在治疗呼吸系统疾病时选择哪一种输入氢途径更有利? 是吸入氢气还是饮用富氢水? 如采用吸入氢气的方法,最佳吸入氢气浓度是多少? 每天吸氢气的时间和总疗程是如何的? 这些问题均需开展随机、双盲、安慰剂对照大样本研究加以解决。

H₂ 11. 王海英:氢不"轻"

- 北京大学首钢医院副院长、皮肤科主任、临床药物试验办公室主任
- 中日医学科技交流协会氢分子生物医学专业委员会常务委员

- 中国医师协会皮肤科医师分会委员
- 北京医学会激光医学分会第八届委员会皮肤性病学组委员
- 北京医学会皮肤性病学分会第十四届委员会委员
- 北京市药师协会非公立医院药事管理专业委员会副主任委员

● 医源性疾病增长，医学正面临前所未有的挑战

随着医学的发展，我们战胜了一个又一个疾病。现在强调治疗精准化，通过建立人类基因谱，利用信息智能手段，期望找到彻底治愈疾病的技术。但是临床上患者的确是越来越多了，难治性疾病也在逐年递增，其原因是什么呢？

据世界卫生组织近年来的统计报道，2/3 的患者死于疾病本身，其中来自药物副作用引起药源性疾病占 30%，大约 21% 是院内感染引起的感染性疾病，还有大约 16% 是由于误诊、医疗技术等因素产生的医源性疾病。那就带给我们以下问题：一是这些疾病我们要不要治疗呢？答案是要治；那第二个问题，治疗目的是什么呢？止于至善，是止于患者主观感觉好了，还是止于医学检查未见异常？值得深入思考。

如何减少各种治疗手段给患者造成的伤害？带着这些思考，我们查阅国内外资料，发现描述氢与疾病的文章有 1 200 多篇。氢是个很好的还原剂，进入人体内产生了奇妙的生物学效应。最早可以追溯到 1975 年，《科学》杂志上发表的论文报道：连续给动物呼吸 8 个大气压 97.5% 氢气 14 天，可以有效治疗它的皮肤恶性肿瘤。由于高压氢难以作为一般临床治疗手段，这一发现被忽视了三十多年。2007 年，日本医科大学太田成男教授采用浓度为 2% 的氢气治疗动物脑缺血的实验取得了成功，并且在《自然·医学》(Nature Medicine) 杂志上发表，这才引起全世界的瞩目。此后，氢生物医学研究陆续在美国、日本和中国等国家兴起研究、探讨。

● 氢有什么作用呢？

氢是一种化学元素，位于元素周期表中第一位，氢原子是自然界最小的原子。氢气是世界上已知的最轻的气体，它的密度非常小，只有空气的 1/14，在 -252 ℃ 时变成无色液体，-259 ℃ 时变为雪花状固体。它具有很强的还原作用。

● 氢是怎么进入人体的呢？

氢可以随着水进入人体，它溶于水？对，它是溶于水的。在标准气压 20 ℃ 条件下，氢气的溶解度为 1.83%，1 L 水中溶解氢气的质量为 1.6 mg，其浓度约为 0.8 mmol/L，用重量浓度来表示是 1.6 ppm。研究资料表明氢水达到 0.6 mmol/L 或 1.2 ppm 就足够产生生物学效应。

因此，除了通过喝氢水（利用氢穿透我们的胃肠道黏膜组织吸收氢），另外还可以吸氢气、滴氢眼药水、泡氢水浴等多种途径，使氢气透过黏膜或皮肤进入血液发挥生物学效应。

- **氢可以治疗哪些疾病？**

"氢气疗法"正逐渐被医学界所重视，到底能治疗多少疾病，目前还没有统计。在中国知网检索"氢医学"，涉及癌症、动脉硬化、高血压、高血糖、高血脂、痛风、肝肾疾病、类风湿、过敏、哮喘、认知障碍、帕金森病、抑郁症、血液病、亚健康等。国家肝癌科学中心主任王红阳院士在 *Journal of Hepatology* 上发表了《氢气治疗肝脏损伤研究》；钟南山院士在研究氢气对慢阻肺的作用时指出："氢分子主要针对慢性疾病，最基本的是加强抗氧化应激作用，不是单纯的修复作用，而是有利于机体恢复，理念是对因治疗而不是对症治疗。"这些都足以说明，氢医学越来越被重视。因此，只要疾病在发生发展过程中存在明确的炎症和氧化损伤，都可以用氢来治疗，这是不变的原理。

在上海中医药大学召开的"2016国际临床和转化医学论坛"大会上，上海市医学会变态反应专科分会候任主任委员、中华医学会变态反应学分会食品药品组副组长、华山医院皮肤免疫实验室主任骆肖群教授分享了应用氢分子治疗银屑病、特应性皮炎、皮肤淋巴细胞增生性疾病、皮肌炎等难治性皮肤病的研究案例，获得与会专家的高度认可。复旦大学附属华东医院肿瘤科主任、上海市中西医结合学会肿瘤微创专业委员会主任委员赵洪介绍：在辅助肿瘤综合治疗方面，氢分子也能够起到"锦上添花"的作用，在动物和细胞实验中都发现，氢分子能够减轻放疗对免疫系统的损伤，对骨髓、心脏、肺、小肠、皮肤等具有放疗保护作用；同时氢分子还能够增强化疗药物5-氟尿嘧啶的抗肿瘤疗效，降低化疗药物顺铂的肾毒性。国家老年疾病临床研究中心学术委员会秘书、复旦大学老年医学研究中心PI赵超指出：实验证明，富氢水可以延缓细胞传代过程中端粒体缩短速度，延长细胞寿命，增加细胞极限传代的速度，干预氧化应激引起衰老的作用。随着氢医学研究的进展，氢治疗疾病的领域越来越宽。

- **在氢医学研究中，有哪些个人体会？**

我们的身体维持生命活动过程就会产生自由基，适量的自由基作为信号传导分子对身体生理活动起调节作用。当我们的身体受到内、外等综合因素影响，致使体内的自由基大量暴发，破坏了自由基的动态平衡，超出我们身体代谢能力，导致各种疾病发生。如何排除这些有害的自由基？氢气具有很强的抗氧化作用，不同于维生素C等抗氧化物质，可选择性清除人体自由基。

氢医学是年轻且充满活力的学科。虽然研究取得了一些成绩，但是氢分子生物学研究尚处在早期。我是2016年开始接触氢医学，也在积极尝试用于临床。目前有一些个案分析，设想下一步应该更科学、客观地设计更多基础和临床研究，逐步开展多中心临床试验，通过循证医学，阐明氢分子的生物学效应及其对机体的调节机制，为临床提供合理的应用方式和剂量。

- **您对氢疗有哪些展望和困惑？**

先说说展望。氢分子具有很强的还原作用，使其成为理想的抗氧化剂。氢气同时具有强大穿透性，能够轻易地进入细胞核和线粒体等任何部位，发挥其他抗氧化剂难以达到的作用。所以说，随着对氢的研究深入，氢医学的前景是越来越光明。能为患者提供一种无副作用的治疗手段，就非常值得我们医生努力去研究。

再谈谈困惑。近年来，氢生物医学的研究从基础到临床应用，都取得了骄人成绩，但这些研究大多属于效应研究，缺乏从分子水平阐明氢气生物学机制的研究，很大程度上限制了氢气医学的发展。

最后提三点建议。

一是投入更多精力，深入挖掘氢疗治病机制方面的研究。

二是建立规范标准。随着氢气医学的发展，氢气的保健养生与医学理念逐步被人们所认可，与之相关的产品也越来越多，难免出现鱼目混珠。建议国家、行业协会要建立氢产品的准入标准，严管生产过程中的质量控制，避免生产过程带进有毒物质，对人体产生健康安全隐患；或者氢浓度低达不到效果，伤害刚刚蓬勃发展的氢医学事业。

三是作为医务人员，在氢医学临床研究探索过程中应本着客观、科学、严谨的态度，为人类健康保驾护航。我们有责任、有义务引导民众正确对待氢医学，理智消费而不是炒作。

H₂ 12. 王亮：氢疗在脑血管意外中的应用

- 复旦大学附属华山医院神经内科副主任医师、硕士生导师
- 中华医学会神经病学分会神经康复学组委员
- 中国医师学会神经内科医师分会神经康复专业委员会委员
- 国家卫健委卒中筛查与防治委员会青年委员会常务委员
- 中国卒中学会脑卒中康复委员会委员、高危人群管理委员会委员
- 上海市医学会脑卒中专业委员会委员

脑血管病是威胁我国人群健康的常见疾病，有非常高的发病率和死亡率，其中脑梗死占据了最主要的部分，但其治疗仍不令人满意，急性期除了静脉溶栓和血管内治疗，抗栓治疗和调脂治疗也非常重要。目前，科学家和临床医师们还在积极寻找更好的治疗方法。我们和医院其他科室的医生们一起对氢气在脑梗死中的研究做了一些讨论，希望也能给不同行业的读者们一些参考。

- **听说最近脑梗死有新的治疗方法，氢气可以用来治疗脑梗死了，有这么一回事么？**

早在 2007 年在权威杂志《自然·医学》（Nature Medicine）发表的日本学者 Ohsawa 等做的一项实验研究，发现在堵塞大鼠左侧大脑中动脉制成的急性脑缺血-再灌注模型中，将造模大鼠放在含有 2%～4% 氢气的气室中，吸入氢气能减轻脑缺血损伤，作者认为主要是氢气能抑制氧化应激反应。在细胞实验中，发现氢气能选择性地减少羟基和过氧亚

硝基的浓度,这是活性氧中最具有细胞毒性的。因氢气很容易通过细胞膜,与细胞毒性的活性氧发生反应,减少氧化应激反应,作者认为吸入氢气可作为有效的抗氧化治疗方法之一。

此后,发现富氢水能改善自发性高血压易患卒中大鼠的神经功能,减少其出血和梗死,减少血管外白蛋白渗出和金属基质蛋白酶-9的表达,减缓血脑屏障破坏。

中国学者2015年发表研究,在大脑中制造动脉堵塞的大鼠模型中,富氢水能改善脑缺血损伤后的神经功能评分,减少梗死面积。在体外研究中,富氢水维持parvalbumin和hippocalcin的水平,这是两种能缓冲钙平衡的蛋白,对神经细胞的分化、成熟和凋亡非常重要。富氢水能减轻谷氨酸介导的神经细胞死亡,提示富氢水对神经细胞损伤有神经保护作用。

2011年日本学者Ono等发现,静脉注射富氢生理盐水和依达拉奉治疗脑干梗死8例,单纯依达拉奉治疗脑干梗死26例,前者的相对弥散加权影像和局灶表观弥散系数均有改善。2015年Nagatani等在急性脑梗死患者中进行开放、前瞻、非随机试验,发现在38例患者中,单次静脉注射富氢溶液,同时应用依达拉奉。在入组、第7天、30天和90天的神经功能评分逐渐好转;并发症有两例(5.3%)(为腹泻和心功能衰竭);在11例用组织型纤溶酶原激活剂进行急性溶栓的患者中有4例(36.4%)实现血管再通,2例有出血转化(18.2%)(为无症状性颅内出血)。该作者认为富氢生理盐水静脉输注在急性脑梗死治疗中是安全的。

- **氢为什么有神经保护作用?**

氢分子是最小的气体分子,氢原子由两个质子和两个电子构成,比较稳定,在水中与氧自由基和羟基起反应,但这一反应的反应常数比较低。氢分子很小,容易通过细胞,所以估计氢分子与其他分子的碰撞非常多见,这可能改善其反应常数低的情况。氢能特异性地与羟基等自由基起反应,减少其浓度,减少活性氧的作用。目前认为,氢气的抗氧化的优势在于以下两个方面。

(1)氢对生物膜的通透性很高,细胞内的弥散能力很高,使得氢气很容易到达亚细胞器,如线粒体。

(2)特异性的减少羟基的毒性作用,使得其他重要的活性氧和硝基等保持稳定,可能比维生素C和维生素E等抗氧化补充剂要好些。目前氢的神经保护机制尚不明确,有研究表明:除了能特异地减少羟基和过氧亚硝基等氧自由基外,氢分子能调节的信号通路包括分子的表达、基因和小RNA的表达,最终影响抗再灌注损伤、抗炎症、抗凋亡等共同通路。

- **目前有哪些获得氢的方式?**

可以有三种方式来摄取分子氢:1%~4%氢气摄入、富氢生理盐水腹腔或静脉输入、口服富氢水,不同的摄入方法所获得的组织中氢气浓度有不同。

- **氢在神经系统疾病防治方面还有哪些研究?**

对阿尔茨海默病和帕金森病等神经系统疾病,氢有一定的治疗作用。最近有中国学者在血管性痴呆的动物研究中发现，富氢水能改善其空间学习能力和记忆损伤，减少神经细胞死亡，减少自噬等。

富氢水可抑制 caspase－3 活性，降低炎性因子水平、抑制丙二醛（MDA）表达和 Iba－1 活化改善神经功能。在新生小鼠的缺血缺氧模型中，通过皮下注射富氢水，使 SD 大鼠在受到创伤性脑损伤后动员更多的 $CD34^+$ 内皮祖细胞归巢到创伤区域，参与新生血管生成，改善神经功能。

在链脲佐菌素诱导的糖尿病视网膜病变的大鼠，富氢水能抑制 Caspase－3 的活性，减轻视网膜凋亡和血管渗透性，也能减轻其视网膜实质的增厚。

SMP30/GNL 敲除的小鼠不能合成维生素 C，在摄取 33 天富氢水后体内缺血缺氧损伤中超氧化物的形成减少，提示富氢水有抗氧化作用。

富氢水能降低 apoE－/－小鼠中容易促进动脉硬化的非高密度脂蛋白，改善 C57BL/6J 小鼠的高密度脂蛋白功能。在高脂肪饮食的仓鼠，4 周腹腔注射富氢水，能显著减少血浆中的低密度脂蛋白 apoB 水平，改善因高脂血症受损的高密度脂蛋白功能，包括加强细胞内胆固醇的外流，改善抗氧化能力。这对包括脑梗死在内的主要由动脉硬化引起的疾病可能有不错的作用。

富氢水能延缓实验性自身免疫性脑脊髓炎的发生，减低神经功能评分，减轻疾病严重性，中枢神经系统的脱髓鞘和炎性细胞的浸润，减轻 CD4 阳性的淋巴细胞进入中枢神经系统，抑制 Th17 的产生，而不影响 Th1。这一实验研究提示富氢水可能适用于多发性硬化症的治疗。

对实验性的脑实质出血，氢气吸入和富氢水摄入没有改善大鼠的神经功能和血肿体积。

口服富氢水可以减轻噪音导致豚鼠的听力丧失程度。

今天我们一起回顾了氢在神经系统疾病中的应用，尤其是在脑梗死中的应用。目前，我们可以说使用氢治疗脑梗死是安全的，有一定疗效的，但需要更大型的临床试验，来夯实我们应用氢来治疗脑梗死的循证证据。同时，要进行更系统、深入的实验研究，来发现氢治疗脑梗死的理论依据。还要进行更多的临床研究，将氢应用在更多的神经系统疾病治疗中。目前，口服富氢水是在临床实践中获取氢的更方便、安全的方法之一。

H₂ 13. 顾瑜蓉：氢疗治愈过敏性鼻炎，有偶然也有必然

- 复旦大学附属眼耳鼻喉科医院耳鼻咽喉头颈外科副主任医师
- 美国麻省总医院博士后
- 美国麻省眼耳医院访问学者
- 上海市医学会变态反应专科分会青年委员

● 与氢的结缘始于什么时间呢？

我与氢疗结缘于一次偶然的聚会。朋友提及她的父亲常年患有肺气肿合并哮喘，肺功能持续下降，用药控制的效果也差强人意。为了改善肺功能，同为医疗人员的她了解到氢疗可能有帮助，于是开始让父亲饮用富氢水。经过1年多的治疗后，父亲的肺功能居然正常了，更出乎意料的是，父亲多年的鼻痒、喷嚏、清涕不再发作，鼻塞也缓解了。后来，为巩固疗效，朋友还让父亲继续吸入氢气治疗。朋友对我说，你是治疗过敏性鼻炎的专家，这个氢疗不但改善了我父亲的肺功能，同时也治好了过敏性鼻炎，是不是值得深入研究和推广一下呢？

这是我初次听到氢疗，惊讶于它未曾预期的疗效。要知道，过敏性鼻炎是耳鼻咽喉科常见且较难治愈的慢性疾病，全球发病率为 10%～40%，并且仍呈逐年上升趋势；因其易合并哮喘、过敏性结膜炎，也容易导致鼻窦炎、鼻息肉、中耳炎、上气道咳嗽综合征等其他并发症。反复发作的鼻痒、喷嚏、清涕以及鼻塞，常常影响患者学习、工作、社交、睡眠等生活质量，并可能影响心理健康，而过敏性鼻炎及其合并症和并发症治疗的直接和间接成本对社会来说是个巨大的负担，所以过敏性鼻炎目前已成为国际关注的全球性疾病，预防、控制和治疗过敏性鼻炎及其合并症和并发症也是全球耳鼻咽喉科医生努力的目标和方向。目前针对过敏性鼻炎的治疗主要包括避免相应的过敏原，例如尘螨、花粉、真菌、猫狗毛皮屑等，鼻腔灌洗、鼻喷激素、鼻喷或口服抗组胺药为主的药物治疗以及特异性免疫治疗（又称脱敏治疗）。但由于不少患者抑或患儿家长谈激素色变而难于坚持药物治疗，而脱敏治疗也只适用于过敏原以尘螨为主的患者且需耗费三年以上的时间、精力和费用，才能达到 60%～80% 的疗效。如果喝喝富氢水、吸吸氢气即可控制症状甚至治愈过敏性鼻炎，那岂不是让我们医生多了一种治疗手段，更重要的是给广大过敏性鼻炎患者带来福音吗？

我开始在专业的医学文献网站上搜索氢疗相关的文献，继而了解到，早在 1948 年，Bjurstedt 和 Severin 首创将氢气用于潜水医学领域中减压病的治疗，然而在该病中氢气的治疗效果被归因于高压环境中的惰性而不是其生物学效应。直到 1975 年，Dole 等在一个裸鼠皮肤鳞状细胞癌模型中首次证实了氢气的抑癌效应。2007 年，Ohsawa 指出氢气可以通过选择性清除羟基自由基发挥抗氧化特性。随后的十多年时间，越来越多的研究在各类疾病如类风湿关节炎、高胆固醇血症、动脉粥样硬化、慢性肝炎和帕金森病等多种慢性疾病中相继证明了氢气的治疗作用。对这些疾病的治疗作用，除与选择性中和毒性最强的活性氧——羟基自由基（·OH）发挥抗氧化效应以外，还可能与氢气具有抗炎、抗凋亡、抗过敏有关，最近还有研究表明氢气可以作为细胞内的信号分子发挥重要作用。

● 氢分子具有抗炎、抗过敏、抗氧化等作用，而炎症、过敏、氧化应激，这些不都是过敏性鼻炎的发病机制吗？

过敏是由过敏原激发、由 IgE 介导的免疫反应，造成体内 Th1 和 Th2 两组 T 细胞免疫失衡而引发的，以鼻腔黏膜 Th2 免疫反应为主的炎症反应。过敏分为两个阶段。第一阶段为致敏,过敏原刺激机体产生特异性 IgE 抗体,鼻黏膜浅层和表面的肥大细胞通过其高亲和力受体 FcεR1 和特异性 IgE 抗体结合而处于致敏状态。第二阶段为激发,当同一过敏原再次出现并交联细胞表面 IgE 时,FcεR1 通过信号转导激活肥大细胞并释放颗粒内活性介质,引发 I 型超敏反应,以组胺为主的多种炎性介质的释放,从而导致喷嚏、清涕、鼻痒和鼻塞症状。

Itoh 等学者发现在小鼠的速发型过敏模型中,口服富氢水可减缓被动皮肤过敏反应,通过对特定信号 FcεR1 介导的信号转导通路的调节,减少肥大细胞的脱颗粒降低血清组胺水平而发挥作用。另有韩国学者的研究表明,富氢水改善了实验诱导的小鼠特应性皮炎——一种伴随过敏性炎症的慢性复发、瘙痒、湿疹性皮肤病的临床症状,富氢水实验组的血清总 IgE 明显降低,其 Th2 细胞因子的水平,白介素 5(IL-5)和促炎细胞因子,如肿瘤坏死因子-α 和白介素 6(IL-6)明显低于纯净水对照组,其机制可能为富氢水改善了 Th1 和 Th2 细胞间的失衡。

虽然以上的研究对象是皮肤的过敏反应,但同样是 IgE 介导的过敏性鼻炎症状通过氢疗调节 FcεR1 信号转导通路降低组胺释放、降低 Th2 水平而获得缓解似乎有了佐证。

除此之外,氧化应激机制在过敏性疾病发病中的作用被逐步发现和证实。起初在哮喘、特应性皮炎等其他过敏性疾病中证实氧化应激和疾病密切相关。其后,过敏性鼻炎的相关研究发现,患者的口鼻呼出气中的一氧化氮 NO(氧化损伤的标志物)含量较健康对照人群明显升高,而 NO 又是过敏性鼻炎的重要炎症介质之一,可诱发炎性介质释放,并引起血管扩张、黏膜肿胀等炎性反应。其次,过敏性鼻炎患者外周血清中反应机体脂质过氧化及细胞损伤程度的脂质过氧化产物丙二醛 MDA、体内主要的抗氧化酶 SOD 和 GSH-Px 水平与健康对照组相比,均有不同程度的改变,提示了机体的氧化损伤与抗氧化防御系统失衡在过敏性鼻炎的发病中发挥着一定的作用。

氢气作为一种具有还原性的气体,其在抗氧化方面呈现出十分明显的优势。其可以直接减少羟基自由基,也可以通过提高机体内源性抗氧化酶活性来减少氧化损伤。

虽然国外文献并未查阅到氢疗与过敏性鼻炎之间的关系,国内已有耳鼻喉科医生对氢疗治疗过敏性鼻炎做了基础和临床研究,并发现了较好的疗效。近 5 年来,同济大学附属同济医院鼻科团队在过敏性鼻炎豚鼠模型上发现富氢生理盐水可诱导 CD4 + CD25 + Foxp3 + Treg 细胞数量增加,促进 IL-10 和 TGF-β 分泌,进而抑制过敏性炎性反应,从而改善过敏性鼻炎的临床症状。此外,富氢生理盐水还可升高过敏性鼻炎豚鼠模型血清中超氧化物歧化酶(SOD)水平,降低血清 IgE 水平,抑制嗜酸性粒细胞的增生和活化,从而改善其激发的变态反应症状。在临床应用方面,他们发现富氢生理盐水鼻腔灌洗能够缓解中重度过敏性鼻炎的临床症状,有望成为安全有效的治疗方法。但他们的研究显示,停药一段时间后患者的症状、体征都会恢复到用药前。因此,氢疗的治疗周期、治疗剂量及用药方式尚待深入研究。

氢疗最大的优势在于其具有极高的生物安全性,目前各种氢疗手段,包括氢气吸入、富氢水饮用、富氢生理盐水静脉注射或通过局部扩散直接摄入氢分子等,均未发现有明确的不良反应。因此,氢气具有广泛的应用前景。氢气有分子量小、穿透力强、扩散速度快的特点,鼻腔作为氢气吸入的主要生理通道,天时地利地作为第一靶器官摄取;鼻腔灌洗是过敏性鼻炎非常重要的日常护理措施,富氢水的加入或许还能加快过敏性鼻炎症状的缓解;氢水饮用方便,更是患者易于采用的氢疗方式。虽然相关的研究已有令人高兴的结果,但样本量少,研究中心仅为一个团队,探索氢气的效应机制以及获得大规模的临床试验数据将是未来一段时间内氢疗研究的重点。

⒣ 14. 李昕:愿氢医学造福女性患者

- 复旦大学附属妇产科医院主任医师,妇科内分泌及生殖医学科副主任,生殖内分泌医学博士,副教授,硕士生导师
- 上海市医学会妇产科专科分会内分泌学组秘书
- 上海市中西医结合学会不孕不育专家委员会常务委员
- 全国卫生产业企业管理协会妇幼健康产业分会生殖外科与输卵管学组委员
- 中国妇幼健康研究会生殖内分泌专业委员会委员
- 中国性学会女性生殖分会委员
- 中国妇幼保健协会妇幼微创专业委员会妇科腹腔镜学组委员
- 瑞典哥德堡大学和美国斯坦福大学访问学者

两三年前在朋友的家宴上初识富氢水,作为医者,一开始我是抗拒的。无论说富氢水在日本怎样广为接受,我丝毫不为所动,更不会在我的患者中试用。直到参加了一场氢分子生物医学的学术研讨会,静下心来了解了氢分子作用机制:氢分子能够选择性抗氧化、抗炎和抗凋亡;氢分子能够选择性清除氧化自由基、防止 DNA 损伤;能够下调促炎症和炎症细胞因子及促凋亡因子的表达;能上调抗凋亡因子的表达,例如 Bcl-2。

看到兄弟科室的专家们已经将富氢水应用于多种疾病的辅助治疗并已取得初步疗效,例如:呼吸道感染、强直性脊柱炎、严重痤疮、口腔溃疡、脂肪肝、消化道炎症甚至肿瘤等。我也查询妇产科领域的文献,看到国外有学者在大鼠小鼠的模型上应用富氢水,对子痫前期的孕鼠能起到缓解病情的作用。我开始思考,妇科有什么可以从中获益的疾病?

首先我想到多囊卵巢综合征,这是一个病情涵盖女性一生的慢性疾病,兼具生殖内分泌紊乱和代谢失衡,病因病理机制未完全明确,临床表现极具异质性,一些治疗尚存争议。患者除了月经失调、低生育能力(包括自然流产)、痤疮、肥胖,还存在糖尿病(包括妊娠期糖尿病)和妊娠高血压、代谢综合征、子宫内膜癌等风险。多囊卵巢综合征的女性朋友长期处于胰岛素抵抗和慢性低度炎症状态,非常适合氢分子治疗。

门诊中,有一些难治性的肥胖型多囊卵巢综合征的患者,在二甲双胍、奥利司他药物治疗和饮食运动控制的基础上,部分患者体重下降仍不满意,她们配合使用富氢水能产生益处吗? 一位患者欣然接受尝试,答应喝一段时间看效果。

2个月后再见到这位患者时,面貌明显改观,她高兴地告诉我已经轻松减重5 kg,富氢水口感清凉柔滑,她本来不爱喝水的,现在除了富氢水也爱上了喝清水,已经喝不惯含糖饮料了。

另一类疾病是卵巢功能不全,俗称"卵巢早衰",对女性的身体、心理健康都可造成较大影响,年轻患者甚至还没有机会完成生育任务。其中部分患者有腮腺炎病史、卵巢手术或放化疗史,部分患者没有家族遗传、找不到确切病因。此类疾病同样发病机制未完全阐明。有研究表明氧化应激-炎性因子可以造成卵巢衰老。可否利用氢分子的选择性抗氧化、抗炎和抗凋亡机制来辅助治疗,使卵巢功能不全女性朋友的卵泡功能复苏?

这一想法使我兴奋不已,和一名国外回来的卵巢功能不全患者交流后,她表示非常想尝试一下,毕竟她在国内外已经辗转多处,卵巢功能不见起色,直接的表现就是没有自主月经,B超显示卵巢小、窦卵泡才2~3个,代表卵巢储备功能的指标AMH已近绝经水平;而31岁的她多么渴望有一个自己的宝宝。我遵循剩余卵泡功能复苏的原则,补充雌孕激素的基础上,加辅酶Q_{10}和DHEA,加含叶酸的微量元素片,加中成药坤泰胶囊,再有就是患者配合喝富氢水和泡氢水浴。我让她每3个月复诊检查血激素指标和B超。让我惊讶的是,她在第4个月时带来的是就近医院已孕的血检单! 我暂时无法论证发生在她身上的"奇迹"——一定是氢分子或某个药物引起的,但她的成功让我对富氢水产生了更大的信心和兴趣。

清晰地再次回忆起我的博士论文致谢页,其中有一句:患者永远是我们最好的老师。是的,有很多的东西,书本未必会教你,前辈也无法给你证明,但患者朋友她们用"信任",奉献式地给了我们答案。医者当无愧于这信任和奉献,当倾心探索于医学这伟大的事业,愿氢分子医学造福广大女性朋友们!

H₂ 15. 叶红英：当糖尿病遇上氢医学

- 复旦大学附属华山医院内分泌科主任医师,硕士生导师
- 中华医学会糖尿病学分会肥胖与糖尿病学组委员
- 中华医学会内分泌学分会垂体学组委员
- 上海市医学会内分泌专科分会委员、垂体肾上腺学组副组长
- 上海市医师协会内分泌代谢科医师分会委员
- 中国垂体瘤协作组成员
- 上海市中西医结合学会不孕不育专家委员会副主任委员、内分泌学分会委员

● **您是怎么认识富氢水的？**

一次偶然的机会,我被邀请参加有关富氢水及其应用的专家研讨会。会上听了来自日本的专家介绍富氢水和富氢水治疗在日本的开展情况,国内大医院多个专业的专家也分享了自己用富氢水治疗患者或自己本人体验富氢水治疗的效果。听完这些介绍,我非常惊讶。而且,说实话,我个人还是对富氢水治疗作用持怀疑态度,觉得安慰剂作用可能性大。当然,我是讲证据的人,看待事物客观,不会无缘无故去确认某作用,也不会毫无依据地去否认某作用。自此,我开始关注富氢水的相关信息,看一些正式发表的关于富氢水治疗糖尿病等与自己专业相关的文献。

● **您对富氢水治疗糖尿病的作用如何评价？**

国际上已有观察富氢水对糖尿病治疗作用的临床随机对照研究结果发表,主要来自日本。研究结果显示富氢水对糖尿病有一定的作用。但研究中参与的病例数较少,干预时间也不长。非常有必要开展观察更多病例数、观察更长时间的临床研究,来确认富氢水对糖尿病、高血脂、高尿酸等代谢性疾病的作用。如果治疗效果确认的话,真能帮助广大的患者。

由于富氢水在日本已有很多使用,国内市场上也可以买到,越来越多的人去尝试其治疗作用。其中不乏糖尿病等慢性病患者主动积极去饮用富氢水,就有患者曾向我反映其客观真实感受和饮用后血糖的变化,更加希望早日开展我们中国的研究来确认其疗效。当然,富氢水已经在市场有售,如果糖尿病患者想尝试饮用富氢水,我完全赞成。但建议不要擅自停用原来的糖尿病用药、需要监测血糖,如果血糖有变化及时寻求医生的指导。

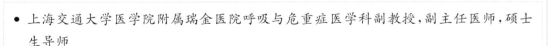 16. 汤葳：浅谈氢疗在呼吸科的应用

- 上海交通大学医学院附属瑞金医院呼吸与危重症医学科副教授,副主任医师,硕士生导师
- 上海市医学会变态反应专科分会副主任委员
- 中华医学会变态反应学分会青年委员会副主任委员
- 中华医学会呼吸病学分会哮喘学组秘书
- 中国医师协会呼吸科医师分会呼吸与变态反应专业委员会委员
- 上海市基层呼吸联盟副组长

● **您最早接触氢分子是基于何机缘？**

接触氢分子源于学会工作中的良师益友——复旦大学附属华山医院皮肤科的骆肖群教授。变态反应科作为一个交叉学科,很多疾病是相通的。像过敏性哮喘、过敏性鼻炎、特应性皮炎,发病机制类似,靶器官不同。而且这一类疾病都是慢性病甚至都是终身性疾

病，也有很大的遗传背景。目前，这一类疾病西医的治疗方法集中于使用糖皮质激素和抗组胺药。虽然提倡局部用药为主，但需长期使用，不但依从性较差，也常常会不可避免地出现一些副作用。因此，针对过敏性疾病的非药物治疗方法往往容易被接受。日本的各种非药物治疗手段在各大慢性常见疾病领域有很好的研究基础和受欢迎程度。经过骆教授的介绍，也有幸参加了几次氢分子相关的学术会议，发现从发病机制、临床疗效、安全性等方面，氢分子的应用都已经有较多的循证医学依据，尤其是氢分子作为清除"有害自由基"的作用机制，对过敏性疾病和慢性气道疾病（如哮喘、慢阻肺等）本身的发病机制——气道慢性炎症，理论上都很有可能产生治疗疗效。

无独有偶。科里新入职的林莹妮博士刚从日本学成归来，在日学习期间，研究的就是氢分子对氧化应激这一呼吸系统慢性病最为重要的发病机制的治疗作用。因此，也更增加了我对于氢分子今后在慢性气道疾病、过敏性疾病辅助治疗中的信心。希望这一非药物治疗能够成为广大患者的福音。

H₂ 17. 樊莹：我的识氢之旅——口、眼疾患防治

- 上海交通大学附属第一人民医院眼科教授，主任医师，研究生导师
- 中日医学科技交流协会氢分子生物医学专业委员会常务委员
- 上海市医学会眼科专科分会眼底病学组副组长
- 上海市医师协会眼科医师分会委员
- 上海市虹口区医学会理事

● 您是通过何种途径了解富氢水的？

我从初次认识到接受认可富氢水大致可分为三个阶段。

第一阶段：初见，将信将疑。首次品尝富氢水是源自朋友的赠品，他告诉我这水口感很不错，而且治好了他多年的胃病，所以推荐我尝试下。虽然我并不完全相信喝"水"就能治愈胃病，但富氢水的口感确实不错，而且铝箔包装轻巧便于携带，因此经常被当做一种饮品推荐给朋友们。

第二阶段：好奇，寻根问底。富氢水真的能治病吗？其实富氢水已在医疗领域中有多年的基础研究和临床应用报道。日本医疗机构最早通过富氢水泡浴治疗银屑病，并获得较好疗效；富氢水的雾化吸入治愈了一些难治性"老慢支""肺气肿"等病症。近年来，富氢水更被广泛用于心脑血管疾病、神经疾病、妇科疾病等均获得令人鼓舞的效果。氢是自然界中存在较多的元素，无色、无味，有良好的弥散性和渗透性，越来越多的证据表明富氢水对于慢性炎症、氧化应激损害可能是一种新的治疗选择。

第三阶段：尝试，初见成效。在"结识"富氢水后不久，正遇家人患上"口腔黏膜白

斑",因治疗效果不佳,家人非常焦虑。考虑到口腔黏膜病变属于浅表组织,富氢水的直接接触可能更利于氢分子的渗透,而且饮用或含漱都很方便,于是推荐他尝试富氢水治疗。经过数月的持续治疗,口腔黏膜白斑确实得到有效控制,效果非常令人欣喜,虽然白斑仍然持续存在,但患者的精神面貌大为改观。"耳听为虚,眼见为实",亲眼见证家人真实体验和切实的疗效,更加坚信富氢水将有望成为治疗口腔黏膜病变的良药(详见本书第56～57页)。

- **通过您家人的亲身经历,您认为富氢水治疗口腔黏膜白斑的优势和注意事项有哪些?**

(1)富氢水具有选择性抗氧化作用和抗炎作用,缓解黏膜病损促进组织修复:氢的抗炎抗氧化作用已得到公认,并有报道对放射性口腔黏膜损伤等具有良好的修复功能。黏膜白斑属于慢性炎症,富氢水的直接接触对于病变的控制非常有效,联合常规药物治疗比单纯用药效果更为显著。

(2)富氢水局部浸润的给药方式,简单有效,患者容易接受:皮肤、黏膜(消化道、呼吸道等)病变可以采用局部氢水浸润治疗(口腔白斑患者只需含漱),给药方便、不因体内代谢而降低浓度、液体无刺激、无毒性,不易产生过敏反应,患者容易接受,依从性好,能够维持长期治疗。

(3)接受富氢水治疗也需要定期接受医疗随访:口腔黏膜白斑是慢性疾病,并有癌变的风险,患者需要长期随访观察。即使富氢水治疗效果好的患者,也需要定期随访,如果出现异常现象,如黏膜破损、出血、变硬,或病灶增多等现象,需及时就诊,以免贻误病情。

(4)富氢水对口腔黏膜白斑的治疗前景值得关注:目前关于富氢水治疗口腔黏膜病损的报道较少,也缺乏相应的机制研究。富氢水治疗的浓度、频度、用药方式和治疗时间等还需要进一步临床研究来确定。口腔黏膜白斑有多种类型,富氢水是否对所有病变都有效,目前还无相关研究数据。因此,患者需听从医生的建议,根据自身病情的特征,慎重选择治疗方式。

- **您认为富氢水是否适合用于眼科疾病的治疗?**

富氢水,作为一种安全有效的抗炎和抗氧化剂,目前已在人体各大系统病变的治疗中获得令人鼓舞的效果,眼科相关的临床和基础研究也不断涌现。富氢水可能适用于以下几大类眼部疾病。

(1)眼表疾病:慢性结膜炎、干眼症、角膜炎症或化学伤等,富氢水局部应用能够对抗炎症反应、减少组织损伤、促进细胞修复。同时,眼表组织只需局部采用点滴、湿敷、熏蒸等方式,或用富氢水滴眼液,与病变部位密切接触即可产生治疗作用,而且使用简便、可以反复用药,富氢水无毒、无刺激,依从性好,适合较长时间应用。

(2)视网膜神经疾病:视网膜、视神经疾病是致盲的主要病因之一。氧化应激损伤广泛存在于视网膜缺血再灌注、糖尿病视网膜病变等病变过程中,有报道表明,腹腔注射富氢生理盐水,可以提高内源性抗氧化酶的活性,降低视网膜组织的氧化损伤,减少缺血再灌注后神经节细胞的凋亡,降低糖尿病视网膜病变时视网膜内层组织损伤。玻璃体腔内的富氢生理盐水注射,能够有效地减少视网膜色素变性模型鼠的感光细胞凋亡。另外,富氢水能够减缓青光眼模型眼以及视神经挤压伤后的神经损伤。虽然,以上大多是在动物模型中观察的结果,但富氢水的抗氧化、抗炎症性能,将助力于多种致盲性眼底视网膜视神经疾病的临床治疗,有望取得干预技术的突破。

- 眼科的研究成果令人振奋,但富氢水真正在临床应用还有哪些困难?

富氢水目前有饮用水和雾化吸入等形式,对于眼底疾病的治疗,口服富氢水可能是最主要的治疗方式,但眼表疾病的治疗可能更有效的是局部点药,但目前还没有合适的富氢水滴眼液制剂。氢在水中易挥发,因此,需要开发合适的包装材料,让滴眼液中氢的含量保持稳定。同时,逐步开发氢水雾化器也可能是今后治疗干眼症等眼表疾病的一种有益选择。

H₂ 18. 张文宏：氢疗与免疫平衡的重建

- 复旦大学附属华山医院感染科主任,肝病中心主任,教授,主任医师,博士生导师
- 中国医师协会内科医师分会副会长
- 中华医学会感染病学分会秘书长
- 中华预防医学会感染控制分会副主任委员
- 上海市医学会感染病专科分会主任委员
- 上海市医师协会感染科医师分会名誉会长
- 《中华传染病杂志》总编辑

- 怎样接触富氢水的呢?

在一次偶然的机会,我被邀请参加有关富氢水治疗的专家研讨会,来自日本的肿瘤专家、中国的肿瘤专家以及皮肤病专家和内科专家来了不少人,都是各大医院的著名专家。会议上日本专家介绍了富氢水治疗在日本开展的情况,中国讲者则是自己曾患肿瘤的专家,也就是说既是医生又是患者的一些专家,比较客观地介绍了自己通过富氢水饮用来保健的体会。

日本是全球最早研究富氢水治疗和保健的国家。日本专家通过自己的研究体会指出,富氢水对于健康的作用本质是含有氢气,水只作为氢气的载体,本身不发挥作用。饮用富氢水后,氢气比水更快被胃肠道吸收并进入血液,通过全身血液循环运输到全身各个器官组织。通过日本的一些研究,揭示了富氢水具有的"抗氧化""延缓衰老""选择性清除自由基""抗炎症"等作用。

通过抗炎症防止肿瘤复发(多数病例是在手术后接受富氢水治疗的)从道理上来讲是

成立的,现场的日本专家和体验过富氢水的专家通过自己的体验证明了这一点。

早在 2007 年,日本科学家首次在国际权威医学杂志发表氢气对脑梗死保护作用的文章后,就引起国际众多学者的极大兴趣,至今日本、中国、欧美、韩国等多国科研人员共发表氢医学研究论文 1 200 余篇。为了明确富氢水的作用,我们进一步去检索了文献,发现确实有高级别的临床研究提示富氢水治疗对于代谢性疾病具有很好的疗效。

但是尽管如此,作为一个有长期临床实践的现代医生,我们尤其重视的是证据,在有更多的充分证据获得前,我对于富氢水始终抱着科学和审慎的态度,因存在个体差异,每个人的感受程度和作用时间都不尽相同。所以富氢水不是药,尤其对于发病人群,以临床治疗为主,富氢水为辅。既然作为辅助治疗,则需要非常审慎地评估在药物治疗外的辅助作用。

- **对氢分子辅助治疗有何评价?**

很快让我亲身评价的机会就到来了。通过这个病例,让我看到了富氢水促进机体免疫平衡重建的可能性。

在我们日常生活中,病毒或者细菌感染十分常见,很多时候这些病菌都无影无踪地光临过我们的身体,一次短暂的打喷嚏、发热或者全身不适,过后身体就恢复正常了。这看似非常普通的很像感冒一样的经历,实则我们的身体依靠自己的免疫力已经与外界侵犯我们的病毒和细菌有过一次激烈的短兵相接了。大多数情况下,我们的免疫系统,就是由我们血液中的白细胞和各种免疫因子组成的系统,可以抵抗外来的病毒和细菌等病原微生物的侵袭。

但事实上除了外界的病毒和细菌之外,我们身体内还有不为人知的一面,就是很多病毒被我们免疫系统控制后并未得到消除,而是以"潜伏者"的身份躲藏在我们体内,一旦人体处于持续性的疲劳或者精神压力下时,我们的免疫系统就会变得虚弱,此时潜伏的病毒或者细菌就会开始活跃和复制甚至于开始攻击人体。典型的例子就是非常常见的带状疱疹病毒,俗称"裤腰蛇",常常在人的腰部和脸部的神经分布区域活动,病灶就沿着神经的路线走,非常疼痛,病愈后还会有相当长的时间在皮肤上留有瘢痕,会影响我们的外观。

因此,在受到外界或者体内潜伏的病毒或者细菌侵袭后,机体一方面是依靠医生开具的抗病毒药物和抗菌药物来抵抗病菌,另外一方面同样重要的是再度激活体内的免疫功能,让机体加速恢复。一般采用的休息、睡眠和免疫增强药物可以起到恢复机体免疫功能的功效。我会诊过一例患者,在抗病毒治疗的同时外用富氢水作为辅助治疗,显示出了激活体内免疫系统抵抗病菌的功能,患者恢复非常快,而且避免了长达数周的疼痛和皮肤瘢痕后遗症。这个病例显示出这是一个值得尝试的新型辅助性自然疗法,可能有助于机体免疫功能向正平衡调控。

- **氢分子适合治疗哪些感染性疾病?**

感染性疾病除了病毒外,其他各种细菌、真菌等病原体均能引起身体的炎症与功能受损。按照感染性疾病的常规治疗,一般就是采取抗菌药物的治疗。经过有效的抗菌治疗可以帮助患者抵抗细菌,但是受损机体的恢复则尚需时日,这也是为什么很多感染性疾病,如脑膜炎、肺炎等在感染愈合后还会有很长的恢复期。在我治疗的一个皮肤被多种细菌感染的患者中,让我们看到了在停用抗菌药物后,机体加速了恢复,一个长久不愈的溃疡得到了修复(见本书第33~34页)。这说明富氢水在帮助机体感染治愈后的功能修复方面具有潜在的价值。

● **如果要扩大富氢水在保健与康复中的应用,需要解决哪些问题?**

尽管目前在我自己治疗病例以及其他专家分享的病例中让我看到了富氢水所具备的其他常规治疗不能达到的特殊功效。但是总体上来讲,我们还是建议要好好设计科学研究,通过严格的科学验证,得到更多评价,积累更多证据。这样的话,富氢水的前景将更为广阔。

我们中国在医疗创新方面经常落后于国际,这与我们缺乏原始创新有关,一旦产品上市又追逐市场利润,而不是深入地把一个好的产品研究透彻,明确它的机制和适用范围。富氢水作为辅助治疗,目前看起来开了个好头,希望在临床应用上要越走越扎实,积累更多的数据,更好地为广大病患服务。

19. 汪慧菁：氢疗与延缓衰老

- 上海健康医学院基础医学院副院长,副教授,硕士生导师
- 荷兰乌得勒支大学医学院神经免疫药理学博士
- 师从国际著名神经免疫学专家 CJ Heijnen 教授(现美国 MD 安德森癌症中心,症状医学系主任)
- 发表 SCI 论文 7 篇,总影响因子大于 50

虽然对氢分子的研究已经展开了上百年,氢分子应用在医学上的尝试仍不足 50 年。由于缺乏足够的证据和大数据支持,尽管在医学界目前普遍认为氢分子在临床上的应用大有可为,但很多人仍将信将疑,氢分子尚未得到大众的广泛认可。然而,医学探索的脚步并未因为这些质疑的声音而停滞。

作为一个整天泡在实验室工作的人,每天与大量的实验数据打交道,逐渐养成了凡事口说无凭、数据说话的思维方式。虽然对氢分子在医学上的应用有了越来越多的耳闻,我们最终仍然选择相信自己的数据。我们决定尝试观察富氢水对老年小鼠的延缓衰老和抗衰弱的作用。

我们用了 20 月龄的小鼠。小鼠的寿命是 2~3 年,20 月龄的小鼠大约相当于人 65 岁左右的年龄。这些小鼠被分为两组,一半饮用普通的纯净水,另一半则每天饮用新鲜的富氢水。我们观察到,随着年龄的增加,饮用普通纯净水的小鼠在实验进行的 2 个月内有明显的体重下降、肌张力减弱、运动耐量降低等表现,这与老年人群代谢的改变和衰弱症状

是相似的。而饮用富氢水的这一半小鼠,大约在实验开始 2 周之后,出现了有趣的变化。它们体重减轻明显有所改善,它们在跑步机上运动的时间增加了 2~3 倍;当饮用 1 个月后,这个时间增加了 4~5 倍。更有意思的是,我们在实验过程中意外地发现,饮用富氢水的那组小鼠表现出了更强的学习记忆能力,能更快更好地学会在跑步机上的运动和在抓力测试机上的"作弊"技巧。这意外的结果,让我们惊喜,但也增加了抓力测试实验的难度,导致在测定肌张力时出现误差。这种未知的意外,大概也是科学研究的魅力所在。这些结果使我们相信富氢水对衰老和衰弱都有很好的改善作用。

尽管我们对氢分子改善老年小鼠衰老衰弱表现的机制仍未十分清楚,但可以预见,氢疗对延缓衰老、改善老年人衰弱症状有着很好的应用前景。

20. 金美玲:氢疗是呼吸系统疾病防治的另一扇大门

- 复旦大学附属中山医院呼吸与危重医学科气道疾病亚专科主任,肺功能室主任,博士生导师。
- 中国医师协会变态反应科医师分会副会长、哮喘与变态反应工作委员会委员
- 中华医学会呼吸病学分会哮喘学组委员
- 中国研究型医院学会罕见病分会理事
- 中国医药教育协会慢性气道疾病专业委员会常委
- 上海市医学会呼吸病专科分会哮喘学组副组长
- 中日医学科技交流协会氢分子生物医学专业委员会副主任委员

- **目前呼吸系统疾病在治疗中面临哪些困境?**

今年是我从事临床工作的第 30 个年头,我是一名呼吸科大夫,30 年来给我的感觉,呼吸科的患者是越看越多,呼吸系统疾病的患病率在飙升,哮喘、慢阻肺、肺间质性疾病、肺癌的发病率都较前明显升高,据最新统计,我国 20 岁以上人群,哮喘的患病率是 4.2%,40 岁以上人群慢阻肺患病率为 13.7%。哮喘作为常见的慢性气道疾病,虽然目前用药有较有效的吸入糖皮质激素联合支气管扩张剂来长期控制,可以使大部分患者症状得到控制,仍有部分难治性哮喘用现有治疗无法控制,反复急性发作。慢阻肺患者治疗效果更差,现有的药物仍阻止不了肺功能的下降。还有越来越多的肺间质性疾病更是令呼吸科医师望而生畏,没有有效的药物可以阻止肺纤维化的进展。在我的临床诊疗工作中,面对着来自全国各地的庞大的棘手难治病例,我一直在思索如何才能使这些难治性患者突破现有的困境,转归更好? 我在充分利用现有治疗方法的同时,也在寻找、在探索着能给患者打开另外一扇门的治疗方法。

● **如何看待氢分子在呼吸疾病治疗中的应用前景?**

各种疾病的发生离不开氧化-抗氧化失衡,线粒体功能受损从而导致炎症反应,组织损伤修复异常,出现各种临床症状。在慢阻肺和哮喘的发病机制中,氧化-抗氧化失衡占重要地位,各种损伤如吸烟、空气污染、过敏原刺激等使得体内氧化剂产生过度,线粒体产生过多活性氧自由基(ROS)等,氧化应激还导致抗蛋白酶失活,黏液分泌过度,促炎因子增多,从而使气道炎症加重。目前研究认为,氧化应激介导气道炎症的发生、发展,可能是组织损伤的共同通路。

氢分子作为一种抗氧化剂,从作用机制上来看,通过调节体内的氧化-抗氧化系统,修复组织损伤,发挥抗氧化、抗炎、抗凋亡作用,从而达到治疗疾病的作用。这几年氢分子在呼吸系统疾病的治疗中有一些基础研究及临床研究的报道,很多动物研究发现,吸入 2% 氢气可以有效清除氧自由基,提高抗氧化物酶活性,提高血液中超氧化物歧化酶(SOD)和谷胱甘肽(GSH)的水平;吸入氢气可以降低肺组织 IL-1β、IL-6、TNF-α、CCL2 的水平,并可减少肺组织中性粒细胞的浸润;另有动物研究发现,在过敏反应模型中,氢气抑制肥大细胞上 FϵR1 受体的表达,减少肥大细胞脱颗粒,从而发挥其抗过敏抗炎作用。这些基础研究表明,氢气在过敏性哮喘、慢阻肺的治疗中可能具有很好的疗效。我曾参加过吸入氢气在哮喘、慢阻肺治疗中的临床研究,虽然观察的病例数不多,但初步看到了其治疗的效果,可以改善症状,预防急性发作。

氢气具有制备容易、无毒、渗透性强、无残留等优点,可以预测其具有很好的临床应用前景。大量实验表明,氢气对多种疾病都具有治疗作用,但是其机制尚不明确。氢气是否能为呼吸系统疾病患者打开治疗疾病的另一扇大门,还需要进一步的研究。

H₂ 21. 沈飞雁:医学传播人看氢的保健作用

- 1993 年毕业于上海医科大学临床医学专业,在上海三甲医院外科从事临床工作三年。之后二十余年,从事医药医疗行业的市场营销及策划和咨询工作,先后为超过100 个医药、医疗及健康保健品提供策略规划服务,助力打造了多个百亿规模的医药品牌
- 帮助多个国际性医学及健康传播集团建立了中国的分支机构。2011 年与 WPP 合资成立 SudlerMDS,为超过 30 家医药医疗企业提供营销咨询服务
- 专注于健康行业的数字化转型,2016 年创立在线医生社区——医界

在脱离了临床工作之后,我一直在医学教育和健康传播领域工作,希望能够通过传播靠谱的医学知识,促进普通大众对健康生活方式、疾病预防与治疗有更好的了解和掌握。

氢作为构成生命之源——水的基本元素,与"氧"一样,在生命的发生发展过程中起到

了相当重要的作用,这一点是毋庸置疑的。因为从进化论的角度而言,"存在即是合理",但限于现在的科学发展水平,也的确还有很多未知。

近年来,国内开始出现了一些与氢相关的养身方法或产品,如吸氢、氢水饮用、氢水泡浴等。那么我们究竟应该如何看待这些方法或产品呢?

这几年,随着大家生活水平的提高,健康意识的加强和在健康上投入的增加,经常会有一些突然被热炒的"保健理念"和相关的"保健品"出现,但过不久,当大家发现这些"神乎其神"的产品似乎并没有带来真正的健康改善时,舆论上又会出现大量的"口诛笔伐",随之产品也销声匿迹。如此周而复始,导致了中国消费者对所谓保健品的信任度一直在低位徘徊。

氢分子医学及其相关产品在国际上同样经历过这样的潮起潮落。我们的邻国日本在20世纪已经经历过这样的跌宕起伏。曾几何时,富氢水、吸氢机等在日本国内风靡一时,但也因受到质疑而忽然间风声鹤唳,产品的销售受到很大的打击。但近年来,又开始重回辉煌。

在仔细地复习了相关氢分子医学研究的一些学术研究文献可以发现,在氢水保健作用及功能认识上的"潮落潮起",其实符合人类对未知现象探索过程的螺旋式发展轨迹。

正如本书不少专家学者在不同医疗领域实践中的发现,氢的应用的确会在不同层面对细胞、机体产生正面的效应。但氢与生命体的互动仍然有很多的"为什么"需要得到解答。科学本身就是在回答一个又一个的"为什么"中取得进步,随着一些更严格的临床研究结果的发表,相信在不久的将来,对氢的认识会取得更大的突破。

在对待一个新生事物的时候,理性也同样重要。各位朋友如果将氢作为一种日常养生之道时,应该要有非常客观的期待值。

人本身的基因类型、生活方式、健康状态千姿百态,是不可能有一个千篇一律、普适天下的养生方法的。现在已经发现在一些特定的身体状况、疾病状态下,足量、较长期的氢产品使用的确有一定的保健甚至是治疗作用,如我自己,在坚持了近三个月的富氢水泡浴后,腿部的皮肤湿疹有了很大的改善;同时,有很多朋友也觉得我的精神状态和疲劳恢复速度有明显的改善。当然,这只是我的一家之言,并没有随机双盲,也没有严格的前后对照。但大家要知道,即使是经过最严格的循证医学研究被证实有效的疾病治疗药物,也会存在相当多的"例外"无效例子。用"包治百病"的心态来看待"氢"的保健作用和产品,是会失望的。但也许,无心插柳,反而会收获到一份惊喜。

前一段时间,四位院士联袂为一本介绍氢分子医学在肿瘤治疗中的应用为主要内容的一本书写序,引起了一番轰动;其实,氢分子医学能够造福于人类健康的,不仅仅只有肿瘤。从氢分子的抗氧化机制、细胞通路的活化甚至是对肠道菌群等的影响上,都可以想见其在健康促进上的独特之处。

我真心地希望,随着氢分子医学研究的深入,众多医学科学工作者的努力探索,可以让氢分子,如百年神药——阿司匹林一样,可以有更多有趣的发现,并为人类健康做出更大的贡献!

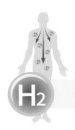

四、患者眼中的氢疗

H₂ 1. 生命的尝试

- 一个热爱艺术的工程师
- 陈春花知识实验室联合创始人
- 传播数字时代新管理知识、共生学习法
- 曾经联合创办智慧树网
- 参与发起"东西部高校课程共享联盟",超过 3 000 万大学生获得课程学分,旨在推动教育质量提升、促进教育公平

接触富氢水其实非常偶然,因为自己得了一场突如其来的、好吓人的急病。像我这样的脑力加体力工作者,整天飞来飞去,就很容易由于疲劳造成免疫力低下。因此,平日对身体糟糕了的报警信息也不注意,直到有一天,健康轰然倒塌,严重的后果就出现了。

2018 年 5 月的一天,我像以往一样起早,赶早班飞机去北京赴约,下午会议之后,晚上再赶回魔都。回来后,镜子前的我就忽然发现脸上长了几个小痘痘、红点点,不大,我也没在意。然后秉持意志力,我又继续坚持睡前跑步 7 千米。第二天早上,我发现睁不开眼睛了,眼睑、嘴角、鼻头都长满了红红的疱疹。整个半张脸不仅仅是感到痛,人还有些发热。

正好这时候就遇到了亲爱的骆肖群医生。别的医生都以为我得了皮肤病,但是骆医生告诉我,疱疹病毒不是根本问题,根本问题是身体免疫系统出了问题,需要治疗皮肤的疱疹,还需要恢复免疫系统功能。在骆医生处几个吊瓶打下去后,不再发新的疱疹了,疾病得到了控制。但是免疫系统恢复了吗?脸上的瘢痕会好吗?

哎,别人都花好多钱、好多时间把自己的脸弄得光光的、嫩嫩的,我把自己搞成了"魔鬼天使"的样子：满脸瘢痕和色块，最大的色块斑在右眼睑下有壹元硬币的四分之一大小，还有若干个在我的鼻头和嘴角。说实话，面对脸上大大小小的疱疹瘢痕，大家都替我着急呀，这会不会毁容呢？

这时骆医生就问我是否愿意用富氢水敷脸、做氢水浴疗法，试试效果如何。于是，我边口服药片边泡氢水浴，经过一个多月，脸上的瘢痕几乎消失了。

一场突如其来的病毒性疱疹，让我认识了氢水疗法。我感觉氢水疗法有一种特别的效果，这效果是其他 SPA 没有的，我发现，氢水浴之后的几个小时，身体一直都会出汗，晚上睡眠也更踏实些，第二天恢复不少活力。开始的时候，我也觉得可能是偶然，经过了几周我发现每一次氢水浴后第二天感觉都不错，配合适当休息和营养，很快我的体力就恢复了。我也请来了朋友们，我自己是程序员、理工女，朋友们也都是学者、科学家等高级知识分子，大家都是天天致力于追求科学、崇尚理性的人，但是大家能达成感性的共识，氢水浴很神奇，对恢复体力有帮助。我们也希望进一步寻找生物化学领域的科学家朋友，希望在实验室里研究一下氢水浴的功效原理。

当然也有人问我，你真觉得有用吗？这真的可信吗？我能理解大家的担心和怀疑。我想起了在闻玉梅院士的《人文与医学》大课堂上，我听到的故事——幽门螺杆菌发现者是如何获得诺贝尔奖的。

1983 年，32 岁的澳大利亚医生马歇尔和他的合作者沃伦（Robin Warren）发现，很多来医院求治胃病的患者胃里，都生活着一种螺旋形的杆状细菌，即幽门螺杆菌。这个发现让人们非常难以相信。因为大家都认为，每个人的胃都会分泌酸性的胃液，泡在胃液的强酸里，胃液会把细菌统统杀死，细菌怎么还能若无其事地生长、繁殖呢？马歇尔还提出了一个更加惊人的观点：幽门螺杆菌是导致胃炎、胃溃疡甚至胃癌等多种胃病的元凶。听到这种说法，专门研究胃病的大教授、大专家都表示根本不信。但是马歇尔医生真的倔啊，他不仅不放弃自己的假设，还决定自己证明自己的观点：他决定自己当"小白鼠"，去证明一个健康的人感染了这种细菌以后，会患上胃病。有一天早上，马歇尔医生特地没吃早饭，仰起脖子将一小杯幽门螺杆菌培养液一饮而尽。结果在第三天早上，马歇尔医生从床上醒来，忽然感到一阵酸水涌上来，立刻冲到洗手间大口吐了起来。在反酸、呕吐和口臭的折磨之中，马歇尔医生惊喜地发现，他终于得胃病啦！之后，他和沃伦又招募 36 个试验者，让他们像喝鸡汤一样喝幽门螺杆菌培养液。结果，喝下培养液的人全都患上了胃病。得了胃病以后，马歇尔医生一点儿也不慌张。他又同时吃下几种他研究后认为的能杀死幽门螺杆菌的药，其中包括抗生素，治好了自己和大家的胃病。后来的故事大家都知道了，倔强的马大夫获得了诺贝尔奖，因为他的感性与理性完美集合，为人类克服胃病推进了重要一步！

1946 年，哈佛医学院的院长就说过："在我们的教科书里，只有一半是对的。遗憾的是，我们还不知道是哪一半。"站在有两千多年的古希腊希波克拉底时期医所碑文前，我们看到石刻上写着如何治眼睛、治耳朵、治疗胳膊疾病的处方，与今天的医术相比，这些处方显得如此单薄不堪。但是，每个人都能感受到其蕴涵的人文关怀，以及人类永不停息的探索精神。

医学，特别是循证科学，必然需要大胆假设和积极求证，否则不会有进步。尽管质疑已经成为当下人对待外部世界最常见的态度之一，在医学的世界里，我们依然不可或缺大胆的假设、匹配积极的循证求索。感谢骆医生和各位医生的积极假设和勇敢探索，其实，在这条未知的路上，早已充满已知的结果。

因为经历，所以相信，所以看见！

H₂ 2. 富氢水改善了我的口腔顽疾

本人陆某某，来自上海长宁区，是一名口腔扁平苔藓患者，自2016患病以来，饱受疾病困扰。

2016年4月，我口腔舌腹部位充血糜烂，出现白色线条及多处糜烂，疼痛明显。同年8月在上海市第九人民医院（简称"九院"）进行活检，确诊为"左舌腹黏膜上皮轻度、局部中度异常增生，表层过角化，黏膜慢性炎症，建议临床积极治疗"。11月在九院全麻下行"舌肿物扩大切除术"。病理切片诊断为"扁平苔藓，溃疡形成，溃疡周边上皮轻中度异常增生"。舌腹部位手术恢复后，从2017年1月开始，双颊网状充血、糜烂，形成新的病损，病情反复波动、疼痛持续，随后一直在九院口腔科进行治疗，先后使用曲安奈德口腔软膏、口服激素、皮质散、羟氯喹、平消胶囊、白芍总苷、康复新溶液、复方绞股蓝胶囊、诺迪康胶囊等中西药物，病情一直反复，难以治愈。

自2018年8月起，我慕名找到复旦大学附属华山医院皮肤科骆肖群教授就医。在进行血液相关免疫学检查后，骆医生为我提出了系统的治疗方案，开始用康复新、硒酵母、胸腺肽肠溶胶囊、维生素D₃口服，并含服富氢水。经过一年的治疗后，我的扁平苔藓获得改善。这一年，口腔仅有少量白纹和充血，已很少糜烂疼痛，身体其他方面也有明显改善。

以前我对富氢水一无所知，但我知道，当人生病时，医生总是建议多喝水。在骆医生介绍富氢水后，我开始关心有关的富氢水知识。下面我来介绍下饮用富氢水后我切身的体会。

• **富氢水治疗前**

我比较喜欢运动，知道几个百分点的脱水就能造成10%～20%运动能力的下降，特别跑步时，缺水会感觉明显气喘无力；我还饱受膝关节炎的困扰，经常因为膝关节疼痛而停止运动锻炼；我一直尝试减肥，可只要我节食，就会喉咙痛，好像得了感冒一样，明显感觉身体免疫力下降；还有就是我时常感觉眼睛干涩、视线模糊，看不清电视，会不自觉地流泪；我患有严重的便秘，因为痔疮，做了手术，但术后还是会经常便秘，造成肛裂并出血。

• **富氢水治疗后**

我开始遵嘱每天早上起床后先喝两杯富氢水，饭前饭后半小时各喝一杯，临睡前再喝一杯。白天我还会不定时地再多喝一两杯。早晨起来后肠胃蠕动变得容易多了,感觉很舒服,大便准时且柔软正常。早晨坐在电脑前时,眼睛不再干涩,显示器屏幕仿佛明亮了许多。如果我试着节食减肥,我虽然会感到有点饥饿,但不会心慌、不舒服。膝关节也没那么痛了,加上护膝或髌骨带后,我可以正常跑步了。而且,同样强度的跑步,同样的距离,每分钟心率降低了许多。这些改变中,有的一两个月就出现了,有的则在半年中不知不觉就出现改善了。

几个月前,我可能还会对富氢水的效果半信半疑,但事实就是最好的证明。我的朋友中,尤其是 50 岁以上的老年朋友中,有不少人基本上不知道富氢水,只喝咖啡、茶和饮料,他们或多或少都有我当初的那些症状,我也推荐他们减少喝咖啡和茶的量,开始多喝富氢水,这让我多少也有成就感。

富氢水是我就医的意外收获,谢谢骆医生通过简单的方式帮我解决疑难杂症!

3. 与氢相伴

我叫陈慧芝,今年 58 岁。2015 年体检查出疑似乳腺癌,后由复旦大学附属中山医院确诊。感觉老天爷和我开了个玩笑,可是我又不得不接受这个"玩笑式"的事实。后来的一年中我经历了手术,经历了化疗,经历了各种痛苦,非常虚弱消瘦。

2016 年 2 月,复旦大学附属中山医院刘天舒主任推荐我做富氢水温热浴,当时对氢知识一无所知,所以抱着试一试的心情我开始接触富氢水温热浴。第一次温热浴后感觉人稍有疲劳感,但是晚上睡眠质量有所提升。我坚持着一周 2 次的富氢水温热浴,每次都会出很多的汗,帮我排除身体的毒素。每次的体温都会上升 2 ℃左右,有一个发热的过程,但半小时后就会自然恢复,体温下降到正常。就这样坚持了 1 年多,我发现我的基础体温上来了,化疗后每次测量基础体温只有 35 ℃左右,1 年后已经提高到 37 ℃左右。最主要的是 2016 年开始做富氢水温热浴到现在,我几乎没有感冒过。一旦身体有出现感冒的预警,我就会去做富氢水温热浴,第 2 天感冒肯定就已经远离我了。

我已经和氢相伴 3 年多,现在的我精神状态非常好,身体状态也有很大的改善。我感谢刘天舒主任对我的帮助!

4. 生命再续,永存于心

我叫周勇,来自江苏宿迁,我万万没有想到正值壮年的我会经历一场大病。

2018 年我还在苏州工作,1 月 22 日那天我怎么也没有想到会经历一场大劫。起初我感觉有点不舒服,一直流口水,左边的手脚活动也没有那么顺畅,当时我正好在医院,以为没什么大问题,也没让家人叫医生。慢慢地我就不知道发生什么事了,迷迷糊糊地感觉被人推来推去,有人跟我说话我说不出来。时间不知道过了多久,等我醒过来的时候,我发现自己躺在手术台上，此时我能说话了，但是左边身体还是觉得很无力。

后来我被转到苏州大学附属第二医院神经内科病房，我才知道我中风了，我真的不敢相信，我还这么年轻，也没有高血压、糖尿病，难道中风不是老年人才有的毛病吗？我才41岁啊，为什么我会中风？家人告诉我做了手术，已经比之前好多了，可是我很难过，我实在不肯相信这件事，我躺在病床上，反复思考是我做错了什么，上天在惩罚我吗？我会不会自此以后就瘫在床上了？我感觉我的头痛又犯了。

中风的第二天，刘春风主任来查房，他问了我很多问题，我的情绪比较低落，刘医生跟我说，像我这个年纪中风的还比较少，原因也说不清楚。他说在目前治疗的基础上，再让我吸吸氢气，就跟吸氧一样，能帮助我恢复，正好他们也在做相关研究。我想那就试试吧，一切能帮助我恢复的，我都愿意尝试。随后护士搬来一台机器，整个吸氢气的过程的确跟吸氧一样，吸完第一天感觉人轻松了一点，晚上睡觉睡得比较踏实，随之头痛也好一点，手脚力气也在慢慢恢复。随后的几天都会在固定时间给我吸氢气，慢慢我开始下地走路，看着身体的这些改变，我的心情好一点了，觉得还是有希望的，也很庆幸我发病的时候正好在医院，如果在其他地方怕是得不到这么及时的治疗。又是十天过去了，氢气的疗程结束了，刘医生再次来看了我，这次我恢复得比较好，心情也好了很多，能吃得下、睡得着，头也不痛了。刘主任告诉我可以出院了，以后要坚持吃药并且定期复诊。现在通过定期的门诊复诊，我的身体已经大致恢复，这让我十分欣慰。

在我身上发生我认为最不幸的事情，却也让我经历了最幸运的事。我遇到了刘春风主任所带领的苏大附二院神经内科团队，在他们的帮助下，我在最短时间里接受了最好的治疗，更让我佩服的是刘主任先进的治疗理念，采用氢气治疗中风。感谢刘春风主任，感谢苏大附二院神经内科团队！现在的我，大体恢复如前，苏大附二院神经内科团队就像给了我第二次生命，感恩之情永存于心！

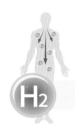

结　语

　　我很高兴有机会为中日医学科技交流协会氢分子生物医学专业委员会的第一本科普读物写结语。作为中日医学科技交流协会会长,我见证了氢分子生物医学专业委员会在过去四年多时间中的成长。通过专委会的努力,越来越多的临床医生和科研工作者对氢分子的治疗及辅助治疗作用发生兴趣,并且在实际工作中探索推广来自临床和科研实践的数据。尽管氢分子的研究尚处于初始阶段,医学专家们的探索精神值得鼓励,也希望读者或者患者能从本书中获益。

　　随着社会的发展,人类的疾病谱发生了很大的变化。代谢性疾病、过敏性疾病、心血管疾病、肿瘤以及亚健康状态日益常见。国家对疾病的治疗和预防提出了新的要求和理念,大健康已成为整个社会的需求。氢作为人体的组成成分和宇宙中含量丰富的元素,具有非常独特的作用,相信它会为人类的大健康做出贡献。

　　国外许多先进的科学研究和理念值得我们学习。日本氢分子研究早于我们近十年,近年华山医院骆教授领导的氢分子生物医学专业委员会加强与日本同行的交流与合作,做了大量的基础研究和临床试验工作,大大推动了我国在氢分子医学领域的发展。当然,我们的研究尚处于探索阶段,但结果已初现端倪,令人振奋。相信假以时日,会有更多设计更为严谨完善的研究结果面世!

　　预祝本书受到读者的喜爱! 也殷切希望广大医务工作者和科学家继续努力!

中日医学科技交流协会

2020 年 2 月

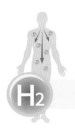
治疗前

治疗 1 个月

治疗 2 个月

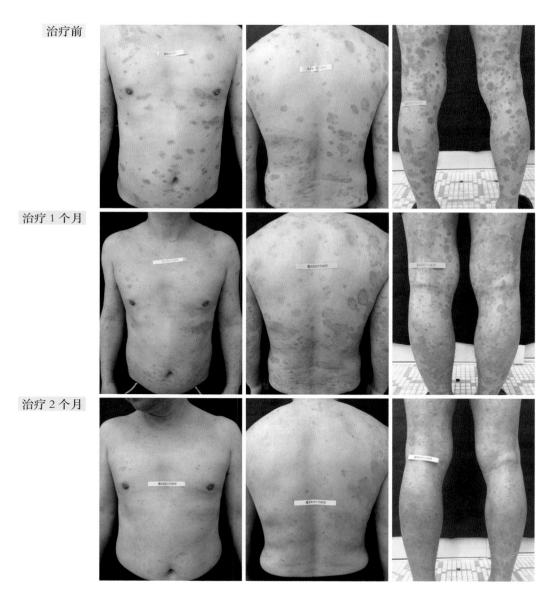

图 1　寻常型银屑病患者氢水泡浴前后对照

治疗前

治疗10周

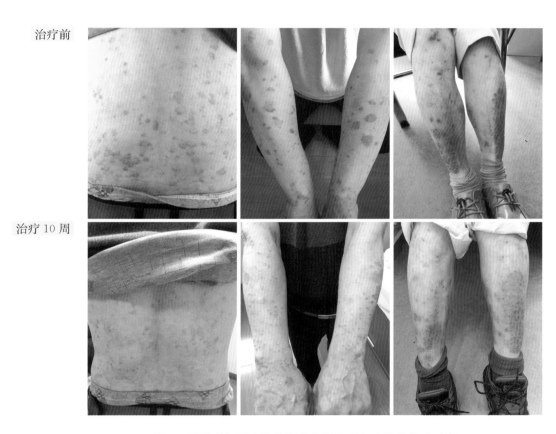

图 2　寻常型银屑病伴代谢综合征患者氢水泡浴前后对照

治疗前

治疗 10 天

治疗 6 个月

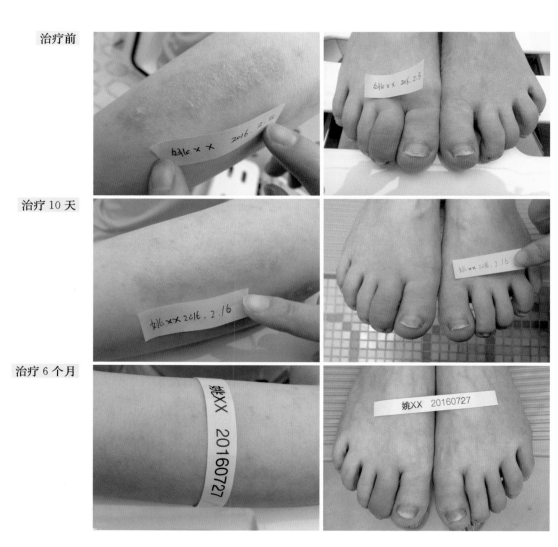

图 3　关节病型银屑病患者氢水泡浴前后对照

治疗前

治疗 1 个月

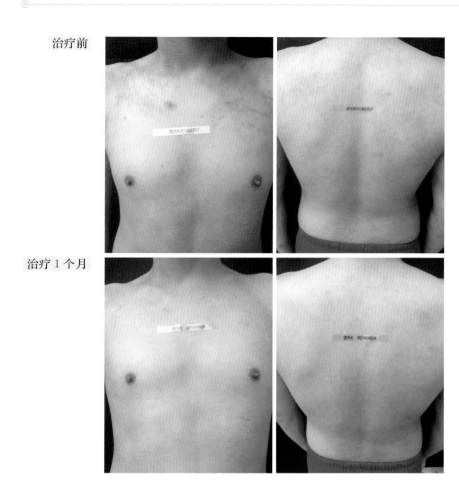

图 4　重度特应性皮炎患者氢水泡浴前后对照

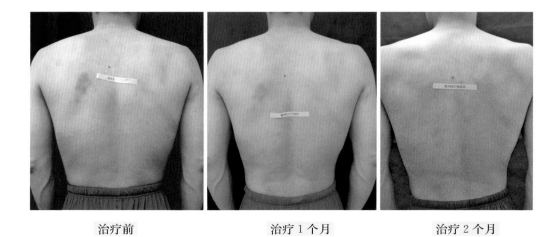

治疗前　　　　　　　　治疗 1 个月　　　　　　　　治疗 2 个月

图 5　大斑块型副银屑病患者氢水泡浴前后对照

治疗前

治疗 1 个月

治疗 4 个月

治疗 6 个月

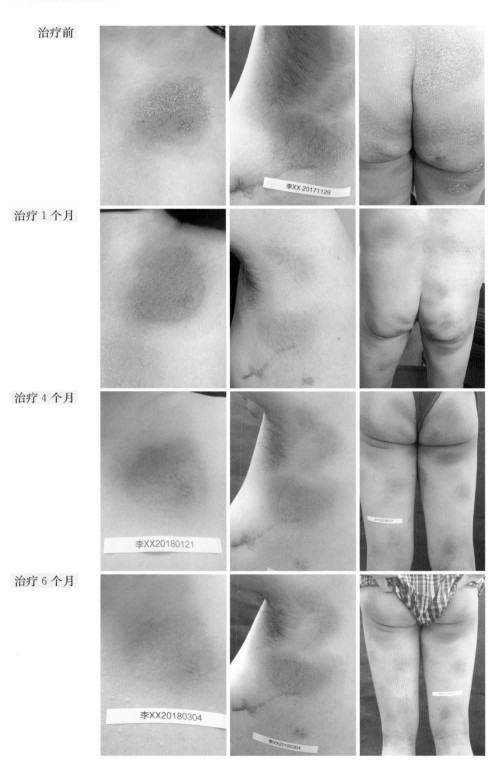

图 6　皮肤 T 细胞淋巴瘤患者（病例 1）氢水泡浴前后对照

治疗前

治疗 2 个月

治疗 8 个月

治疗 18 个月

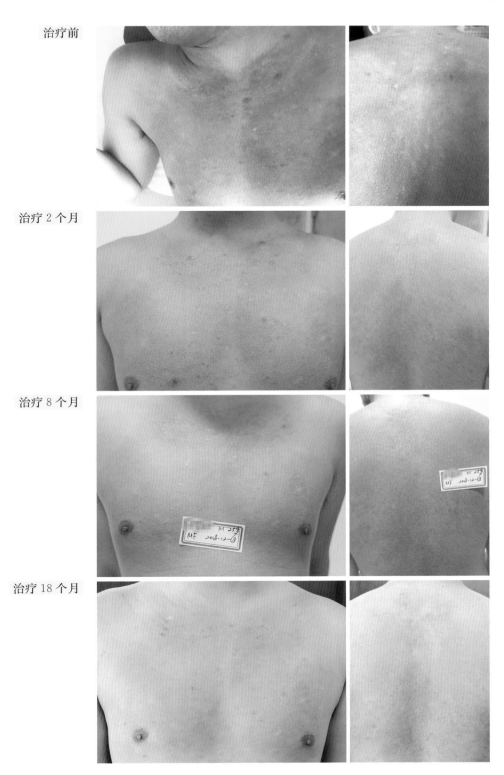

图 7　皮肤 T 细胞淋巴瘤患者(病例 2)氢水泡浴前后对照

治疗前

治疗 1 个月

治疗 5 个月

治疗 15 个月

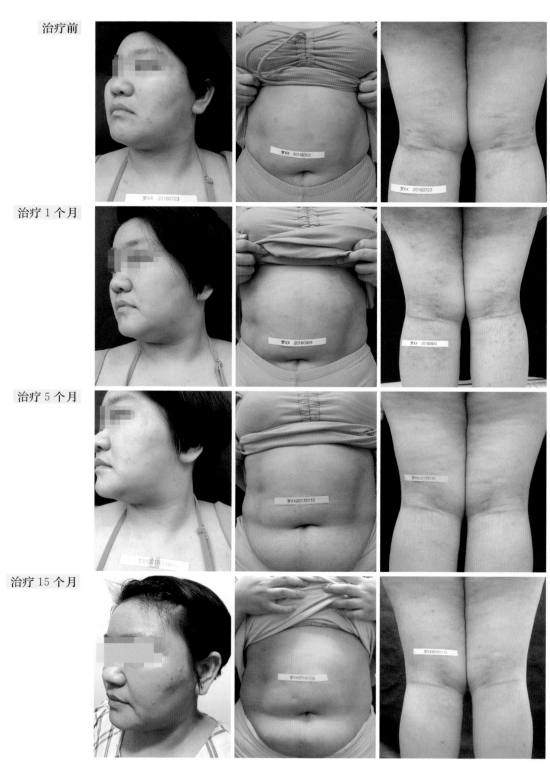

图 8　皮肤 T 细胞淋巴瘤患者（病例 3）氢水泡浴前后对照

治疗前

治疗 5 个月

治疗 7 个月

治疗 12 个月

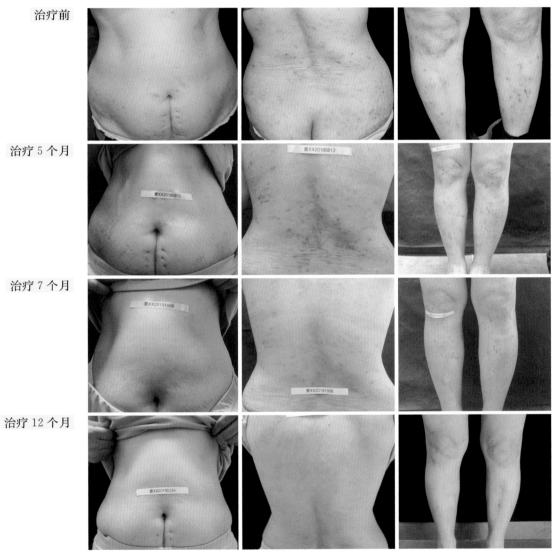

图 9　急性痘疮样苔藓样糠疹患者氢疗前后对照

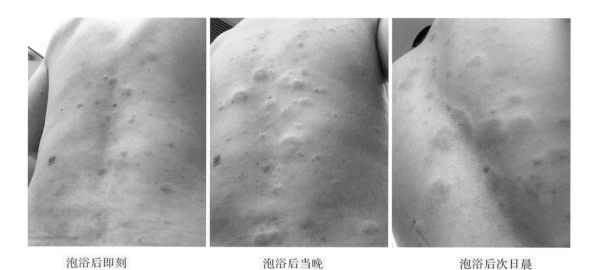

泡浴后即刻　　　　　　　　　泡浴后当晚　　　　　　　　　泡浴后次日晨

图 10　荨麻疹性血管炎患者氢水泡浴后皮疹变化对照

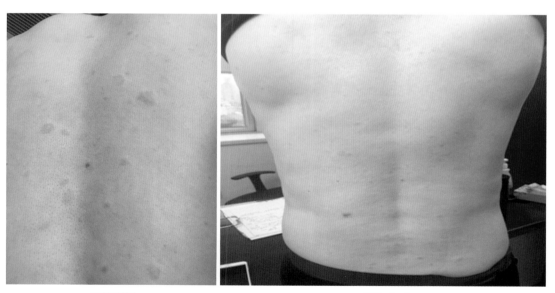

治疗前　　　　　　　　　　　　　　治疗 2 个月

图 11　荨麻疹性血管炎患者氢水泡浴前后对照

治疗前

治疗 3 个月

治疗 6 个月

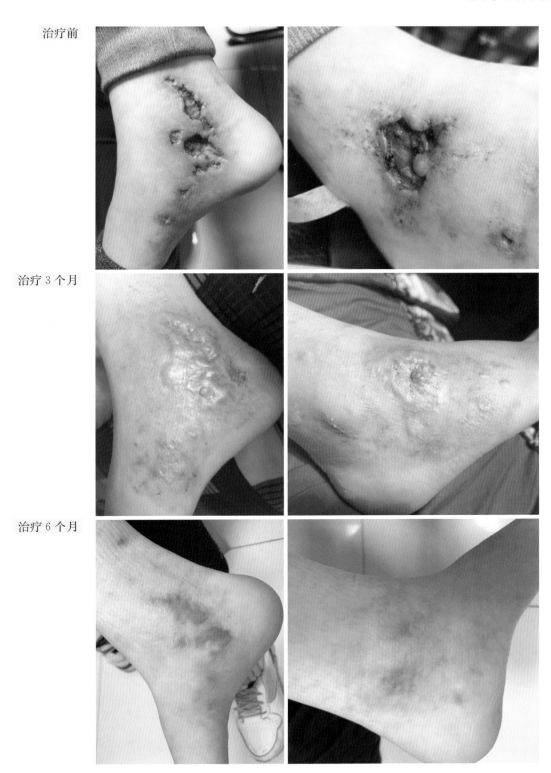

图 12　青斑性血管炎患者氢水泡浴前后对照

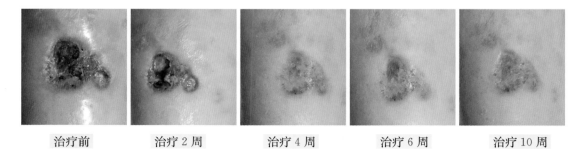

治疗前　　　治疗 2 周　　　治疗 4 周　　　治疗 6 周　　　治疗 10 周

图 13　皮肤感染性溃疡患者(病例 1)氢水外敷前后对照

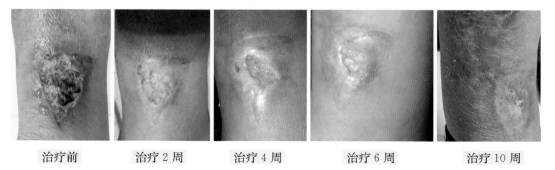

治疗前　　　治疗 2 周　　　治疗 4 周　　　治疗 6 周　　　治疗 10 周

图 14　皮肤感染性溃疡患者(病例 2)氢水外敷前后对照

治疗前

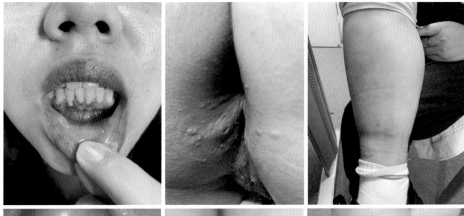

治疗2个月

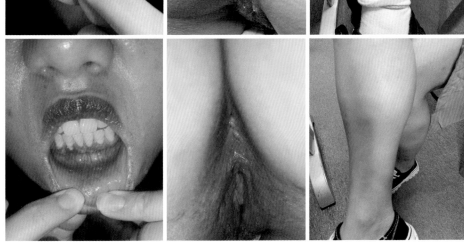

图 15　白塞病患者氢疗前后对照

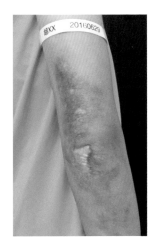

图 16　SSC 患者氢水泡浴前局部皮损照片

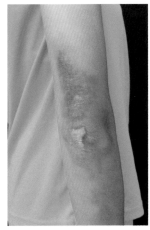

图 17　SSC 患者氢水泡浴 9 次后局部皮损照片

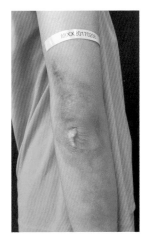

图 18　SSC 患者氢水泡浴 16 次后局部皮损照片

治疗前

治疗 6 个月

图 19　黄褐斑患者口服氢水治疗前后对照

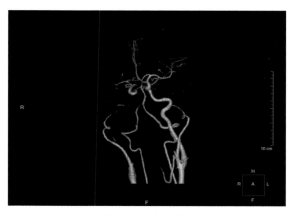

图 20　脑血管梗死患者血管图像

（苏州大学附属第二医院影像资料）

2015 年 9 月肺功能报告

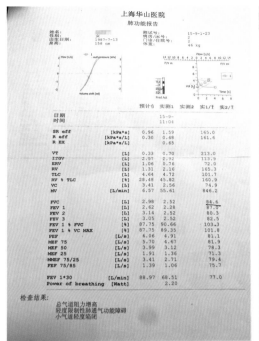

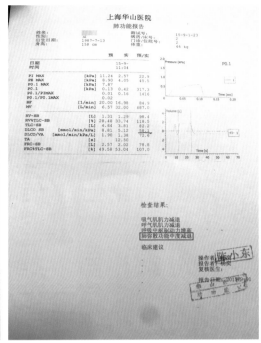

2017 年 3 月肺功能报告

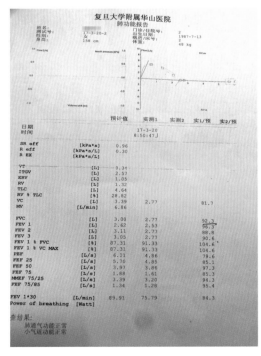

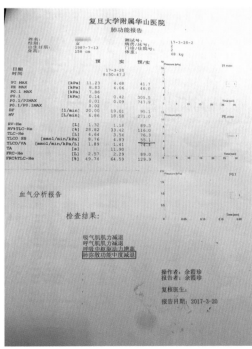

2017 年 9 月肺功能报告

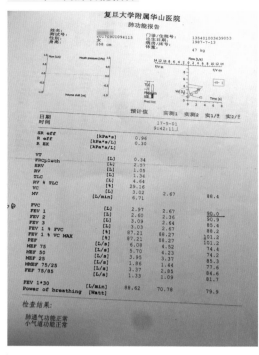
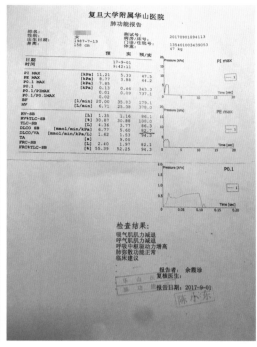

图 21 系统性红斑狼疮合并间质性肺炎患者口服氢水治疗前后肺功能对照

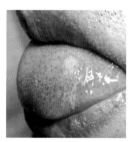

图 22 口腔黏膜白斑：治疗前

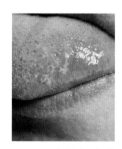

图 23 含服氢水治疗 3 个月后：白斑变小、颜色变淡

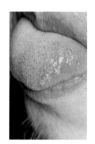

图 24 饮酒后白斑区出现小水疱，含服氢水治疗 1 周后：水疱消退

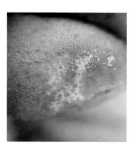

图 25 劳累及饮酒后：白斑有扩大、加重趋势

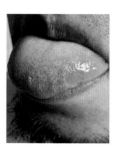

图 26 持续含服氢水联合维 A 酸局部涂抹 4 个月后：白斑病灶基本稳定

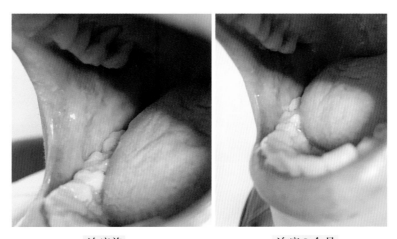

治疗前　　　　　　　　　　　治疗 3 个月

图 27　口腔扁平苔藓患者含服氢水治疗前后对照

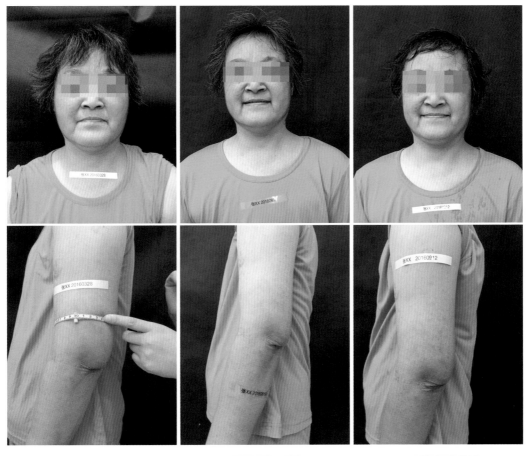

治疗前　　　　　　　治疗 4 个月　　　　　　治疗 6 个月

图 28　乳腺癌术后合并皮肌炎及淋巴水肿患者氢水泡浴前后对照

治疗前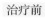

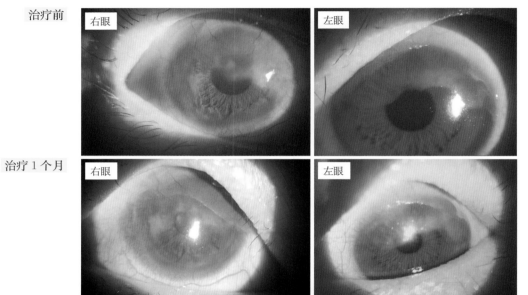

治疗1个月

图 29 中毒性表皮坏死松解症患者角膜损伤后氢水湿敷前后对照

治疗前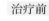

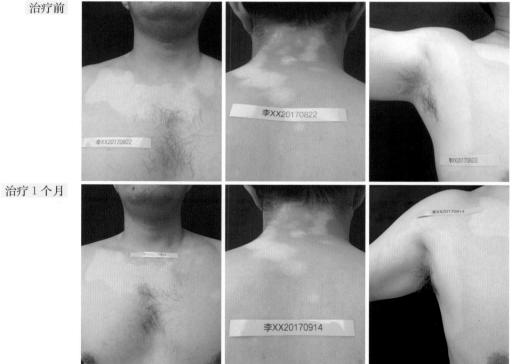

治疗1个月

图 30 白癜风患者氢水泡浴前后对照